ウルトラ図解

オールカラー
家庭の医学

関節リウマチ

病気を進行させない早期対応と治療の最新知識

監修 宮坂 信之
東京医科歯科大学名誉教授

法研

はじめに

昔は、関節リウマチは「治らない病気」の代名詞でした。しかし今では、たとえ発症しても半年以内に診断することができます。さらに、よく効き、安全性もすぐれた薬が次々と開発され、保険で使えます。その代表例が、メトトレキサートと生物学的製剤です。

メトトレキサートは治療の第一選択薬となり、葉酸を併用することによって副作用を減らすこともできるようになりました。その結果、この薬だけで3割を超える患者が寛解《かんかい》になります。ちなみに、寛解とは症状がまったくなくなり、ときには検査データも正常化する状態です。治癒《ちゆ》と違うのは、まだ薬を続けている点です。

生物学的製剤は、関節リウマチの治療革命を可能にした薬です。メトトレキサートの効き目が不十分な場合にも、病気をコントロールできるようになりました。この薬の問題点は、高い価格と感染症などの副作用です。しかし、早期からこの薬を積極的に使うことによって、高価な生物学的製剤を休薬したり、中止することができるようになってきました。また、副作用についてもリスクマネジメントの方法がわかり始め、コントロールすることができるようになりました。

さらに新たな薬の開発も進んでいます。これらの薬の進歩により、早期からきちんと対応することで、こわい病気ではなくなったのです。

この本のもう一つの特徴は、関節リウマチとの「付き合い方」がわかりやすく解説されていることです。運動はどこまでやって良いか？　食事はどうすれば良いか？　家での生活の仕方はどうすれば良いか？　など具体的な対処法が書かれています。

しかし、残念ながら関節リウマチの原因はまだわかりません。このため予防することはできませんが、早期診断・早期治療によって、この病気はよくなるのです。また、この病気に正しく対処することで、病気を怒らせず、うまくお付き合いすることもできるようになりました。

この本が読まれることによって、関節リウマチへの理解が進み、一人でもこの病気に悩む方々を減らすことができれば望外の喜びです。

２０１９年２月

東京医科歯科大学名誉教授　宮坂　信之

第1章

「関節リウマチ」の基礎知識

第2章 関節リウマチの検査と診断

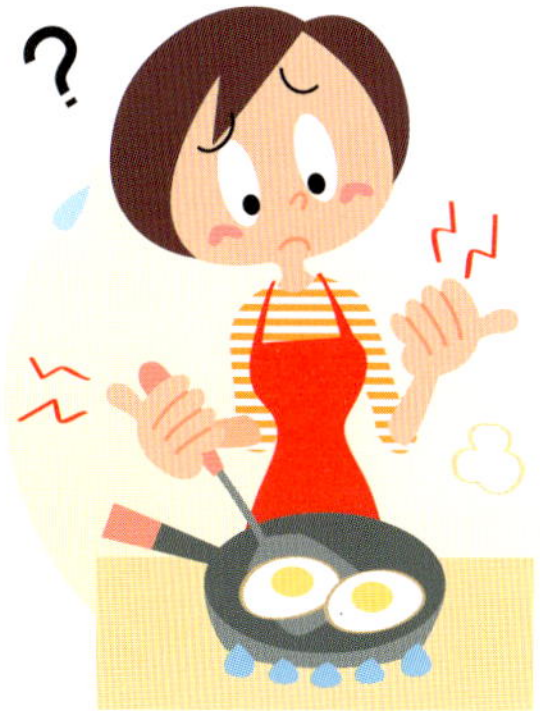

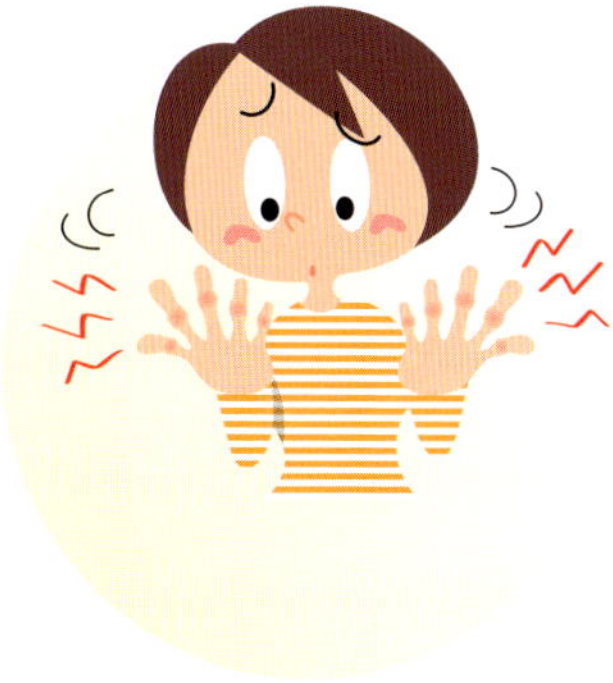

第3章 関節リウマチの治療

第4章 リハビリテーションで身体の機能を維持する

第5章 関節リウマチの日常管理と付き合い方

【装丁・本文デザイン】㈱イオック
【図解デザイン・イラスト】コミックスパイラる／㈱イオック
【編集協力】アーバンサンタクリエイティブ／大工明海

第１章

「関節リウマチ」の基礎知識

「関節リウマチ」とは、どのような病気なのでしょうか。病気の特徴と発症するメカニズムについて説明します。

関節リウマチとは、どんな病気？

免疫の不調により、関節に〝痛み〟と〝腫れ〟が現れる

関節リウマチは、関節のこわばりから始まり、痛みや腫れが現れる病気です。多くは手足の関節から始まり、発熱や食欲不振、倦怠感《けんたい》などの症状が現れることもあります。

しかし、関節リウマチの本態は炎症であり、いわば〝関節に起こる火事〟です。関節炎が進行すると、軟骨や骨などの組織が破壊され、関節が変形して動かせなくなってしまいます。まれに血管や肺などの内臓を侵すこともあります。

炎症の起こる理由は、免疫の異常にあります。

免疫とは、私たちの身体に有害な〝異物〟が侵入したときに排除するための仕組みです。正常に働いているときには、細菌やウイルスなどの身体の敵となるものを見定めて攻撃し、排除します。ところが、このシステムが何らかの原因で自分の細胞や組織を敵と誤認し、攻撃してしまうのです。

免疫機能の不調で自分自身を攻撃して起きる病気は、「自己免疫疾患」と呼ばれ、膠原病《こうげんびょう》*や甲状腺機能低下症、1型糖尿病などさまざまありますが、関節リウマチは膠原病の一つです。

免疫異常が起きる根本的な原因は、いまだに解明されていませんが、遺伝的な要因に加え、ウイルスや細菌への感染や喫煙などが引き金となると考えられています。特に喫煙は、リウマチの発症を招いたり、治療薬の効きが悪くなるとわかっています。

免疫に関わる病気ということもあり、関節リウマチを〝怖い病気〟〝不治の病〟と考える人が多くいます。しかし現在では、関節リウマチは適切な治療さえ受ければ、それほど〝怖く〟なくなってきています。次項で説明しましょう。

用語解説　膠原病　全身のさまざまな結合組織（膠原組織）に慢性的に炎症の起きるいくつかの疾患の総称。免疫機能の異常が関係すると考えられている。

免疫の不調から関節に“痛み”と“腫れ”が

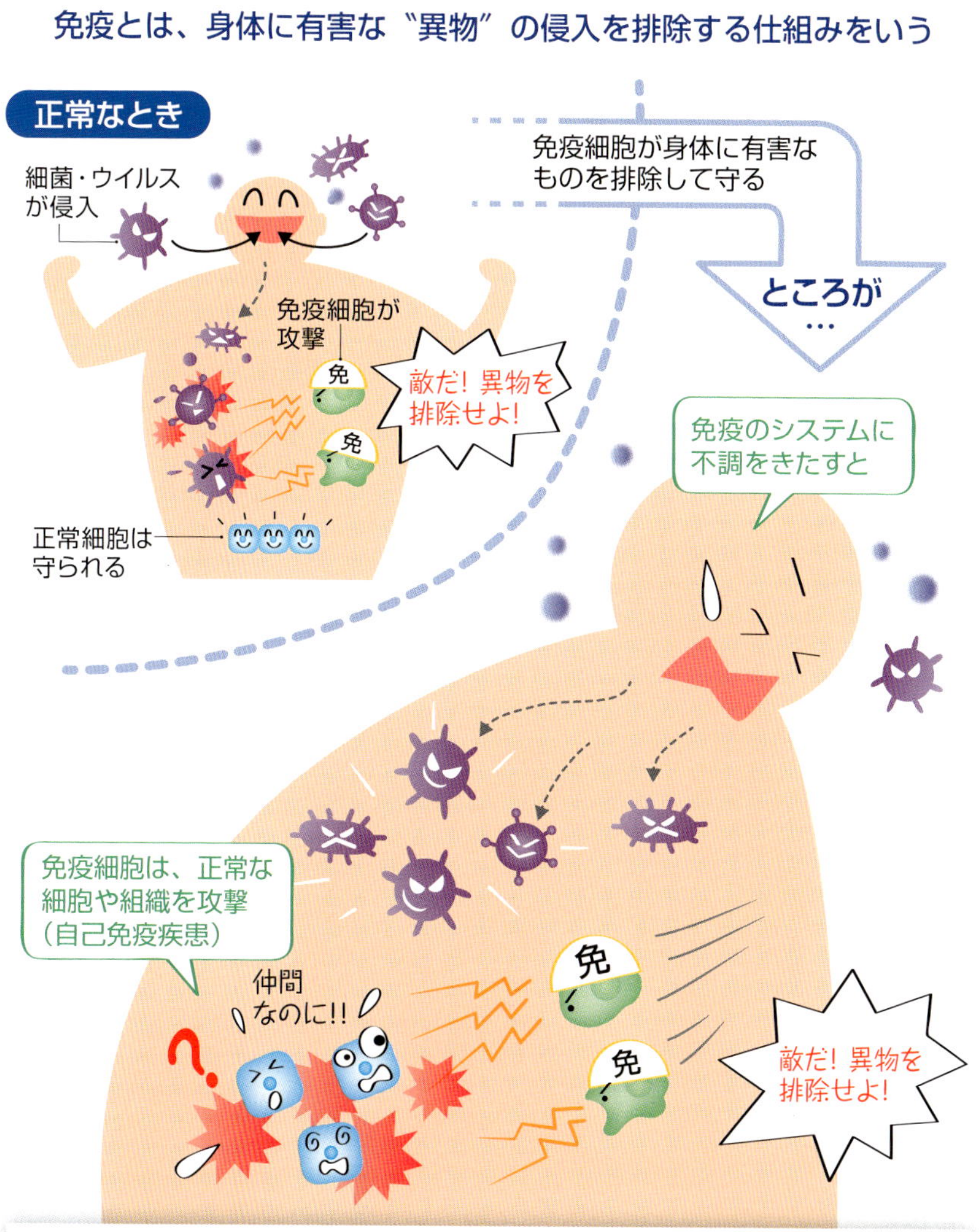

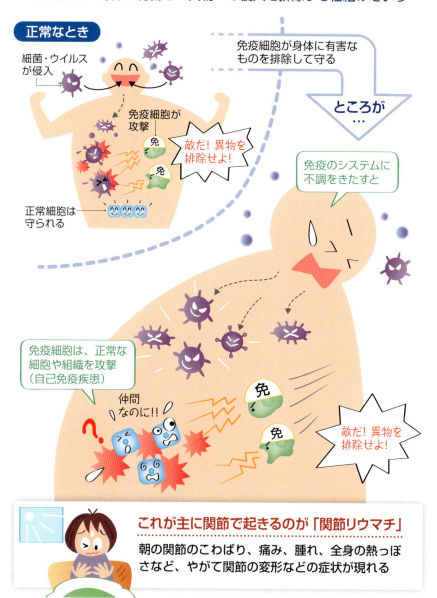

これが主に関節で起きるのが「関節リウマチ」

朝の関節のこわばり、痛み、腫れ、全身の熱っぽさなど、やがて関節の変形などの症状が現れる

かつての〝不治の病〟も、現在は進行を止められる

「慢性関節リウマチ」という言葉を聞いたことはあるでしょうか。これは、2002年以前に使われていた病名ですが、現在では〝慢性〟という言葉が外されています。病気の実態から、離れたものとなったからです。

実は、関節リウマチの治療は、治療薬の開発により近年目覚ましい進歩を遂げ、患者さんの生活への影響も大きく変わっているのです。

関節リウマチは古くから人類を悩ませてきた病気です。リウマチという言葉は、紀元前400年頃の古代ギリシャの医師ヒポクラテスの時代から使われていました。

かつては、一度発症すると有効な治療法がなく、次第に症状が進み、車椅子や寝たきりの生活を余儀なくされる〝不治の病〟でした。治療薬も痛み止めを中心とした対症療法的なものでした。

20世紀に入って、抗炎症作用のあるステロイドや免疫異常に効果のある抗リウマチ薬が使われるようになり、次第に関節の破壊を抑えることができるようになってきます。

21世紀に入ると「生物学的製剤」という、遺伝子組換え技術を活用した新しい治療薬が開発されました。仕組みについては後で詳しく説明しますが、この治療薬は免疫異常そのものに働きかけ、炎症を抑えることのできる画期的なものです。生物学的製剤の登場により、関節リウマチは進行をほぼ止めることができる病気となってきているのです。

現在、関節リウマチの患者さんにとって重要なのは、できる限り早くから適切な治療を開始して関節の破壊を進行させないことです。そのためにも早期に病気の兆候を発見し、治療をスタートさせることが大切です。

次項から、関節リウマチを早期に発見するためのポイントを紹介します。

大きく変わった「関節リウマチの治療」

紀元前400年頃

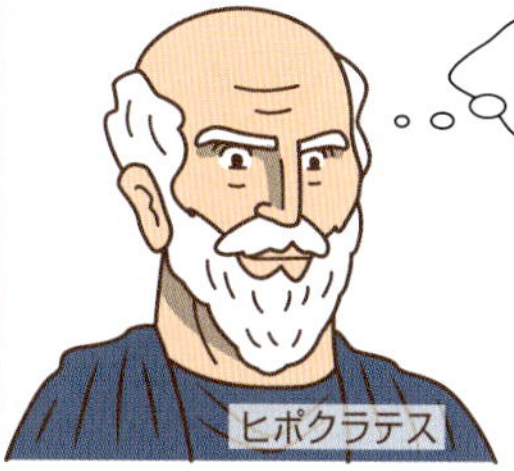
リウマチ……
ヒポクラテス

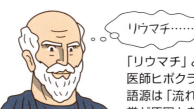

「リウマチ」という言葉はギリシャの医師ヒポクラテスの時代から使われ、語源は「流れ」に由来する。体液の異常が原因と考えた。

かつては〝痛みを抑える〟のが治療の中心 ⇨ **対症療法**

1899年　バイエル社がアスピリン発売。当時の唯一のリウマチ治療薬

20世紀
炎症を抑える ⇨ **ステロイド**
免疫異常を抑える ⇨ **抗リウマチ薬**
が治療の中心へと移行（第二次大戦後）

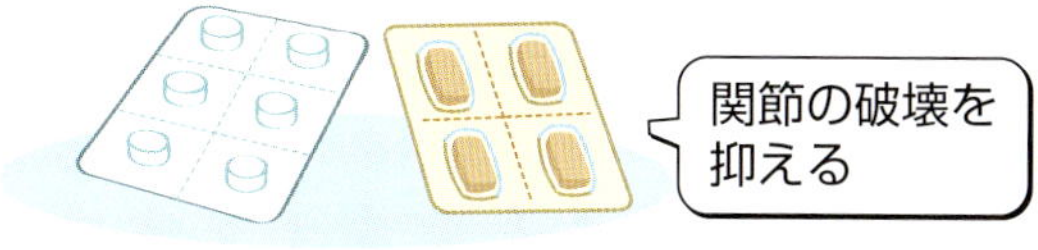
関節の破壊を
抑える

21世紀　近年では、遺伝子組換え技術を活用した新しいタイプの治療薬

⬇

生物学的製剤が登場!!

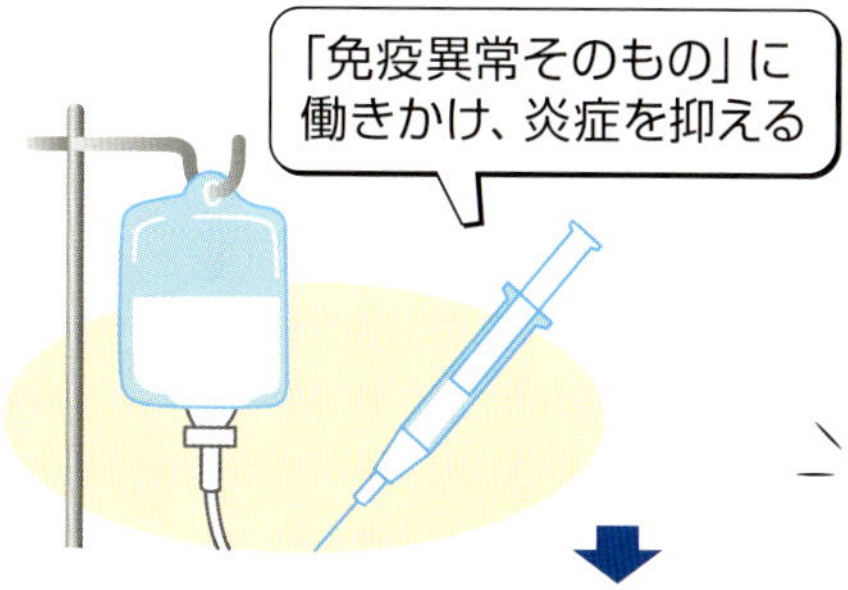
「免疫異常そのもの」に
働きかけ、炎症を抑える

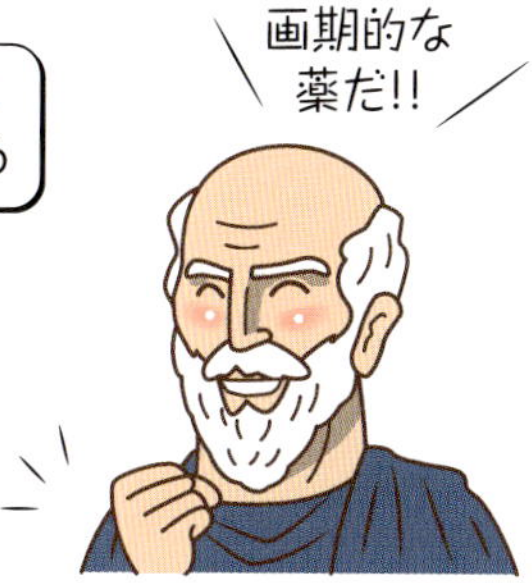
画期的な
薬だ!!

⬇

寛　解

**〝関節リウマチの進行〟を
ほぼ抑えることができるようになった!!**

発症しやすい年齢と性別

関節リウマチは、どのような人々に発症することが多いのでしょうか。

関節リウマチの有病率は、世界的には、0・5~1・0%とされています。地域差はありません。日本では人口の0・6~1・0%、60万~100万人の患者さんがいると推定されています。

性別では、多少の偏りがあります。日本では、人口千人当たりの発症率が、女性で5・4人、男性で1・1人です。男性に比べ女性の方がかかりやすいことになりますが、男性も全体の20%を占めています。また、男性では喫煙者の発症が多いとされています。

年齢で見ると、発症しやすいのが30~60歳代になります。左頁のグラフからもわかるように、10歳代、20歳で発症する患者さんもいて、逆に高齢になってから発症する人は、それほど多くありません。

関節リウマチを〝高齢者の病気〟〝女性がかかるもの〟と考えている人も多いのですが、病気の実態とはズレていることになります。とはいえ関節リウマチは、現在の医学では完全に治すことができない病気のため、年齢層が高くなるほど罹患率は高くなります。高齢化社会の進む日本において、患者数はますます増えていくことでしょう。

前述したように現在の治療では、症状や進行をほぼ抑えることも可能になり、早期に治療をスタートできれば、支障なく生活を送ることもできるようになってきました。早期発見のためにも、「自分は男性だから違うだろう」「まだ若いから」と考えてしまわないことです。若い人や男性で発症することも、決して珍しくないのです。

注意したいのが、関節に痛みなどの違和感が生じる病気は、関節リウマチ以外にも多くあることです。自分の痛みや違和感は何なのか、理解していくことが大切になってきます。

関節リウマチは、高齢者・女性特有の病気ではない！

日本では人口の0.6〜1.0%、60万人〜100万人の患者さんがいると推定されている

■ 関節リウマチと診断された年齢 ■

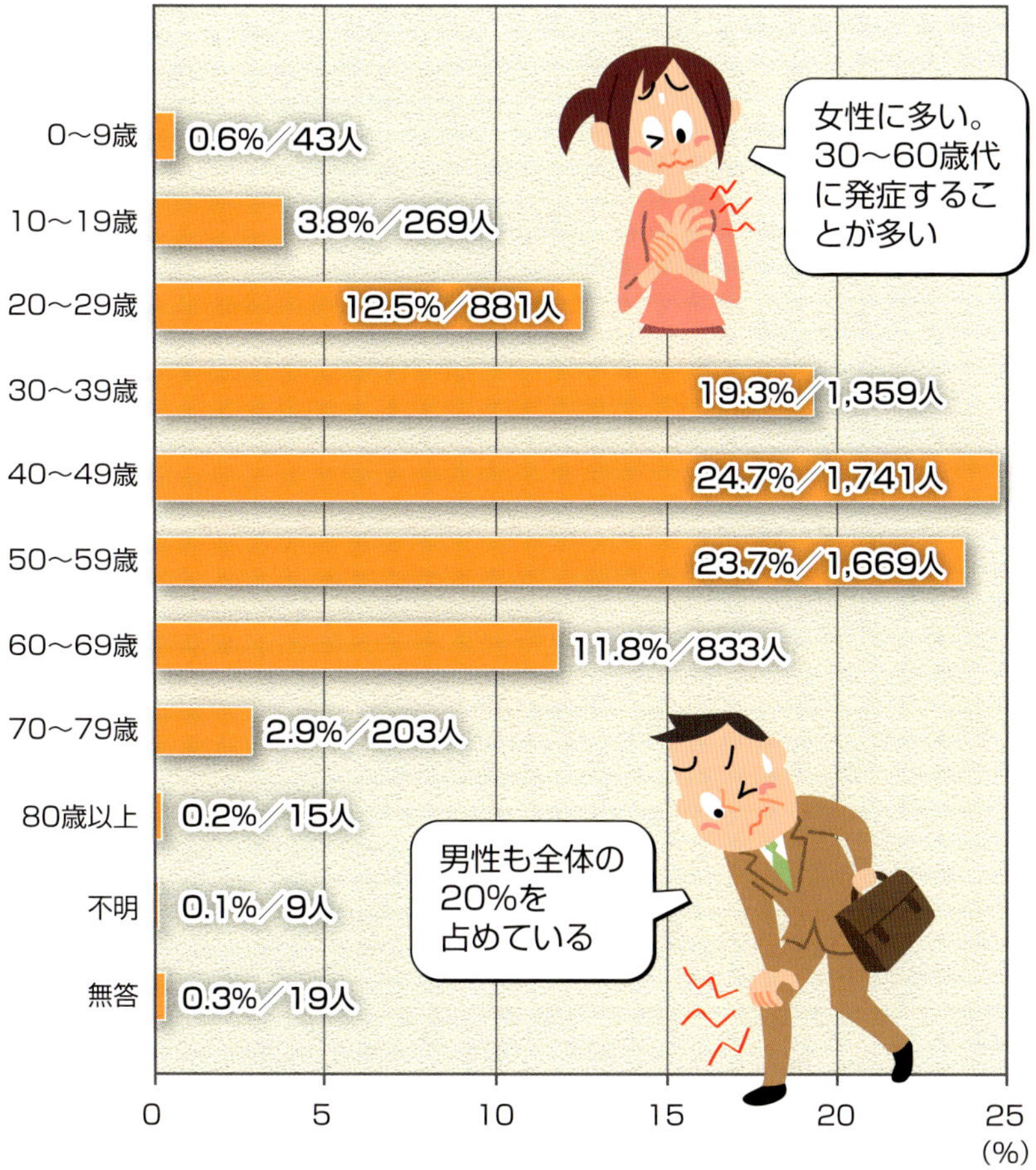
0〜9歳
0.6%／43人
10〜19歳
3.8%／269人
20〜29歳
12.5%／881人
30〜39歳
19.3%／1,359人
40〜49歳
24.7%／1,741人
50〜59歳
23.7%／1,669人
60〜69歳
11.8%／833人
70〜79歳
2.9%／203人
80歳以上
0.2%／15人
不明
0.1%／9人
無答
0.3%／19人
0
5
10
15
20
25
(%)
女性に多い。30〜60歳代に発症することが多い
男性も全体の20%を占めている

2015年リウマチ白書（公社）日本リウマチ友の会より

関節リウマチは若くても発症する病気。早期発見、早期治療のためにも、リウマチ以外の病気に決めつけないことが大切

関節に異常が現れる病気はいろいろある

関節の異常がリウマチ以外の場合も

関節に異常が現れる病気は、関節リウマチ以外にも多くあります。

リウマチという病名は、痛みや腫れの症状が、水が流れるように全身の関節に現れることから、「流れ」という意味の「ロイマ（rheuma）」というギリシア語がもととなっています。古くは関節や骨、筋肉などにこわばりや痛みの生じる病気をまとめて「リウマチ」と呼んでいました。

現在では、関節が痛くなる病気の総称をリウマチ性疾患としていますが、他にも全身性エリテマトーデス（68頁参照）、多発性筋炎・皮膚筋炎など、関節に症状が現れる疾患があるので、注意が必要です。

関節に異常が現れる病気で多いのが、「変形性関節症」です。関節の軟骨がすり減った結果、骨同士がぶつかることで炎症を起こしたり、骨が異常に増殖して、関節のこわばり、痛み、腫れなどが現れます。原因は、加齢にともなう磨耗《まもう》やスポーツ、肉体労働、体重増加などがあります。

「外反母趾《がいはんぼし》」もよくみられます。足の親指、根元のあたりが「く」の字に曲がるのが特徴的な病気です。親指のつけ根あたりに痛みが出ます。

その多くは、ハイヒールやつま先の細い靴などを履くことが原因ですが、足の筋肉の衰えや腰などのトラブルの影響で生じるケースもあります。

筋肉と骨とをつなぐ腱の外側を包んでいる腱鞘《けんしょう》に炎症が起きる「腱鞘炎」もあります。パソコン作業や楽器の演奏など手指の使い過ぎなどが原因となります。

これ以外にも関節に異常の現れる病気は、200種以上もあり、医師でも慎重な診断が必要です。

関節に異常の現れる病気はいろいろある

関節に違和感があっても、すべて治療が必要となるわけではない。関節リウマチと診断されるのはごく一部

関節リウマチ以外の関節に異常が現れる病気

変形性関節症

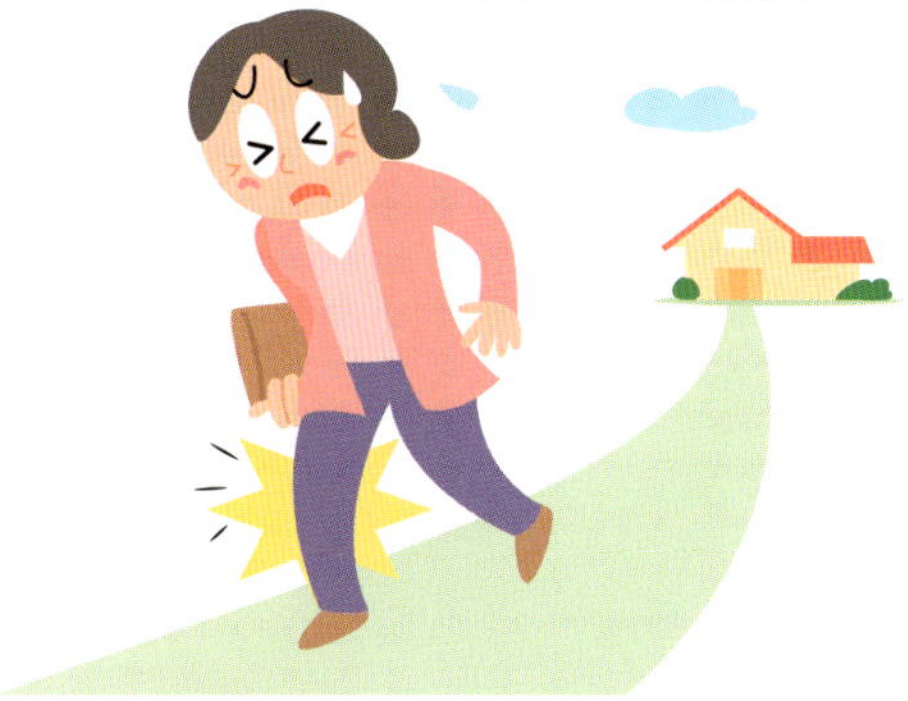

原因

加齢にともなう関節軟骨の摩耗、ひざに負担のかかる生活習慣
など

外反母趾

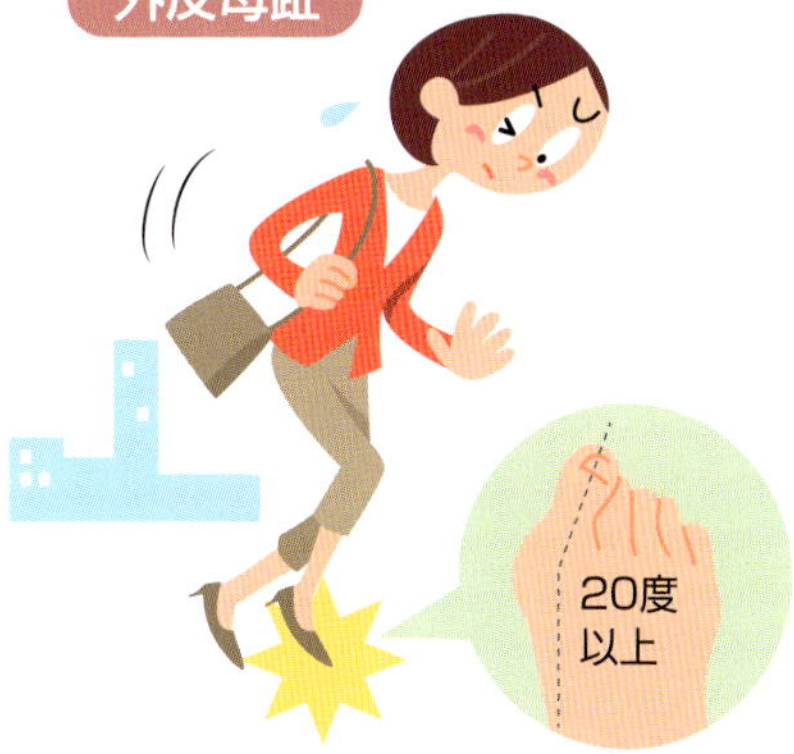

原因

ハイヒールやつま先の細い靴などを履き続ける
など

腱鞘炎

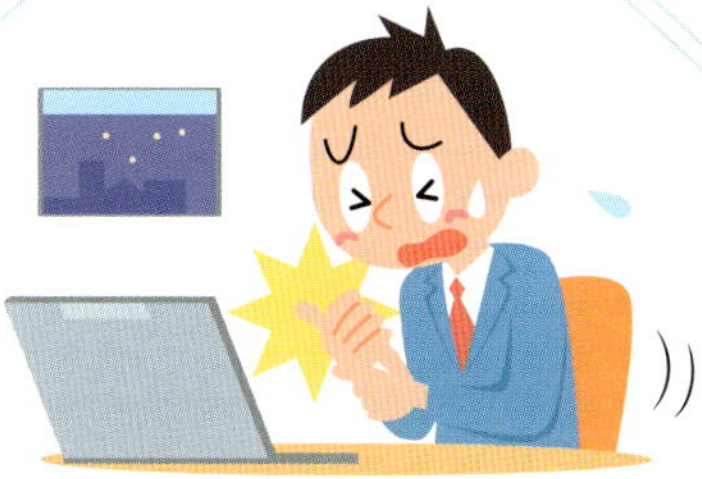

原因 長時間のパソコン作業など

そのほか、痛風、細菌への感染、乾《かん》癬《せん》性関節炎など200種以上もある

関節リウマチからの初期サイン

動作時に起こる異変を見逃さずに

関節リウマチの患者さんが、病気に気づくきっかけは、日常生活のなかで起きる違和感です。例えば、朝の着替えのときにボタンが外しにくくなった、朝食を作るときの動作が鈍くなる、などです。通勤で歩きにくさを感じるようになって、気づく人もいます。

これらの違和感の原因は、関節リウマチの初期の典型的な症状である〝朝のこわばり〟です。

朝起きたときに関節がこわばって動かしにくく、1～数時間たつと、違和感なく動かせるようになるものです。

初めにこわばりが、手や足の指などの小さな関節に出てきます。

こわばりは、やがて腫れや痛みに進みます。

はじめは1～2カ所だった関節の痛みや腫れが、だんだん数が増えていきます。片方だけでなく左右の手指、左右の膝というように、身体の左右の関節に症状が出るのも特徴です。高齢になって発症する患者さんの場合には、ひじや膝、股関節などの大きな関節から始まるのが特徴です。

関節リウマチには、関節の変形が起きるというイメージが強いのですが、初期の段階では関節に変形は現れません。腫れを触ってみると柔らかく、熱っぽいこともあります。

関節以外では、微熱や倦怠感が現れることもあります。関節に腫れや痛みが出るくらいのタイミングから、全身の症状も起きやすくなります。

関節リウマチは、これら小さな変化の現れる初期の段階で発見し、進行を食い止めることが大切です。では、関節では何が起きているのでしょうか。

関節リウマチで、はじめに起きること

典型的な症状が"朝のこわばり"

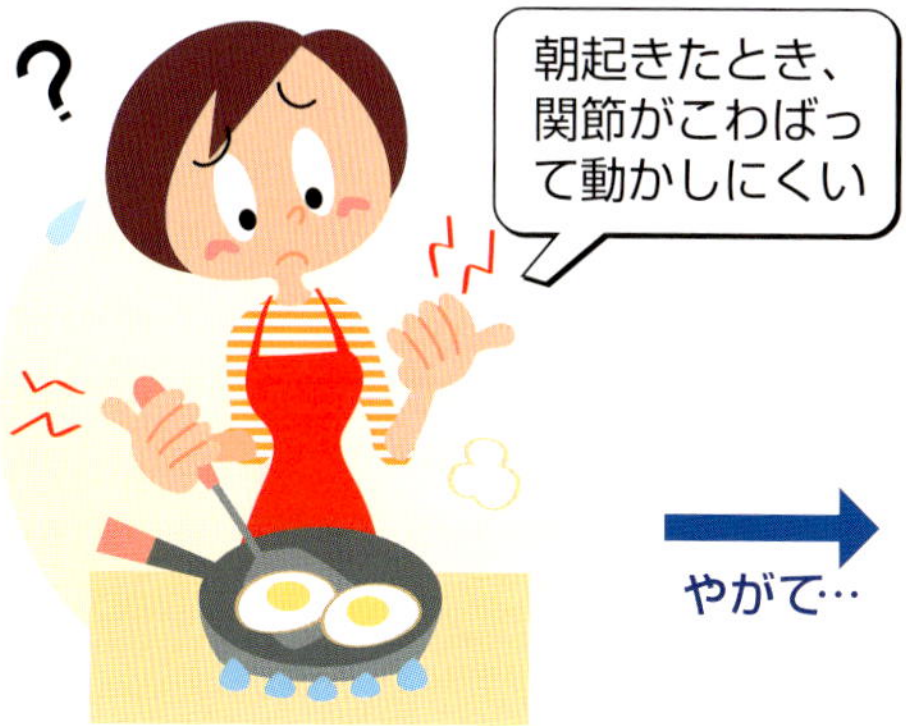
朝起きたとき、
関節がこわばって動かしにくい

やがて…

手指の関節が腫れてくる

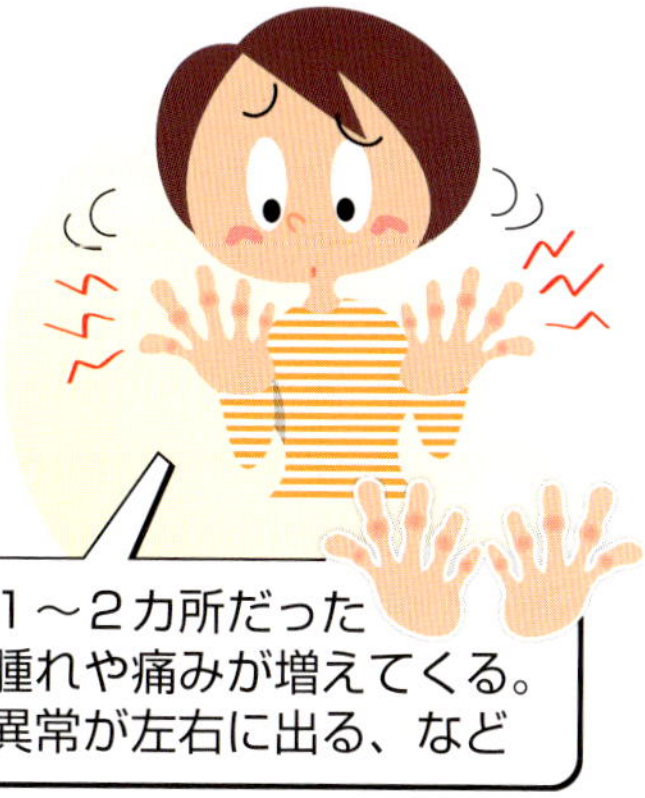
1～2カ所だった腫れや痛みが増えてくる。
異常が左右に出る、など

さらに…

微熱や倦怠感が現れる

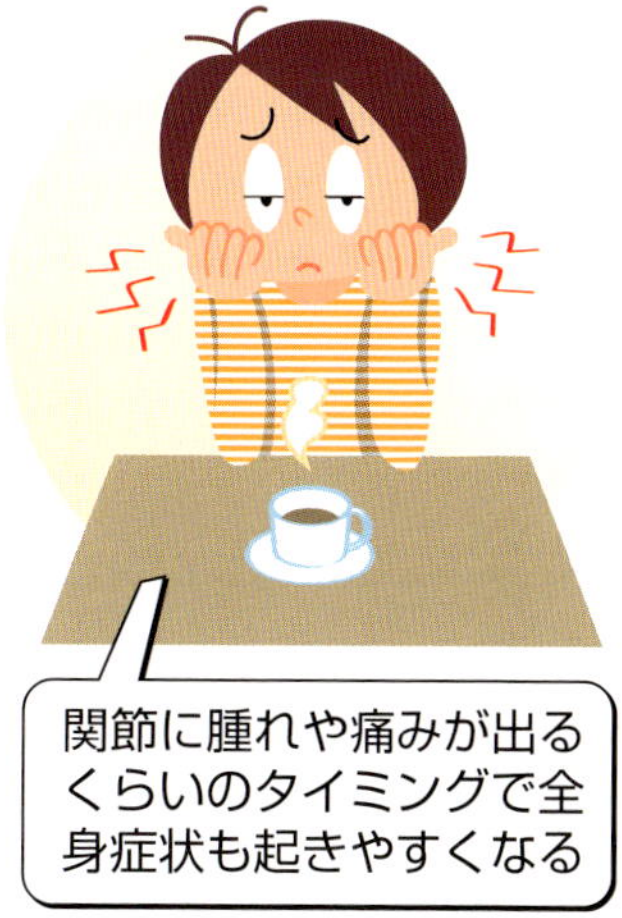
関節に腫れや痛みが出るくらいのタイミングで全身症状も起きやすくなる

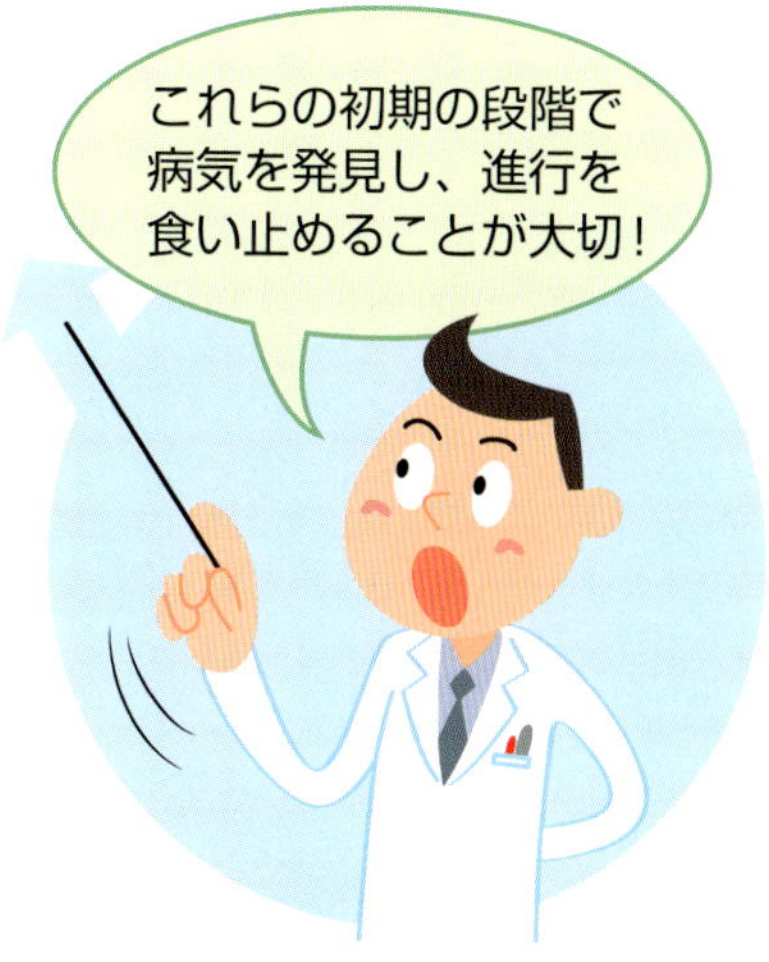
これらの初期の段階で病気を発見し、進行を食い止めることが大切！

関節で何が起きているのか？

まずは関節の構造を見てみよう

関節リウマチは、免疫の不調により関節の組織を攻撃してしまい、腫れや痛みが起きると説明しました。そのメカニズムを理解するために、まずは関節の構造を見てみましょう。

関節は、骨と骨のつなぎ目で動かすことができる構造になっています。

関節をつくるのは、向かい合った2本の骨です。接触する部分は、凸状の関節頭《かんせつとう》と、凹状の関節窩《かんせつか》の組み合わせになっています。関節頭と関節窩は、表面を「関節軟骨」という軟骨に覆われています。

軟骨は弾力性のある組織で、骨同士がぶつかる衝撃を和らげたり、骨同士がこすれ合って傷付くのを防ぐクッションの役割を果たしています。

結合部分は、周囲を「関節包《かんせつほう》」という丈夫な膜状の組織で覆われています。

関節包は、線維包というとても強い組織と、その内側の滑膜《かつまく》の2層構造になっています。滑膜からは関節液（滑液《かつえき》ともいう）という液体が分泌され、関節包内を満たしています。

向かい合う関節頭と関節窩の間には、わずかなすき間があります。関節液はその間に入ることで、圧を分散させたり、軟骨同士の摩擦を減らして、なめらかに動くための潤滑油の働きをしています。

これらの仕組みにより、関節は可動域のなかで自由に動かすことができるのです。

関節リウマチでは、関節包の内部にある滑膜で、免疫細胞が悪さをはじめ、やがて関節組織が破壊されて、本来の機能が失われてしまいます。

いったい免疫に何が起こっているのでしょうか。次項で詳しく説明しましょう。

関節の構造

曲げ伸ばしのときにスムーズに動くための仕組み

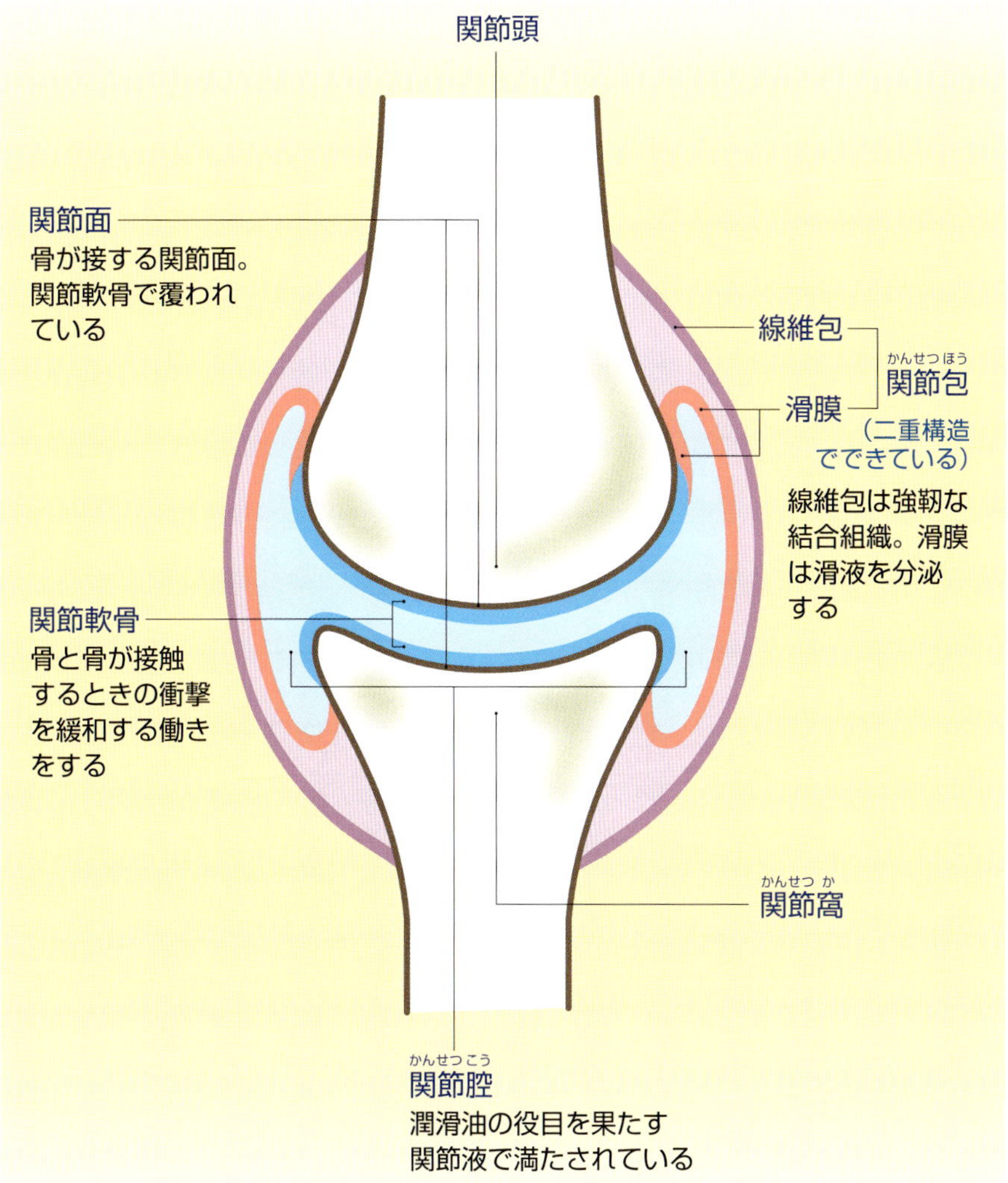

リウマチを発症した関節では

関節リウマチの症状である関節のこわばりや痛み、腫れは、どのようにして起こるのでしょうか。関節リウマチを発症している患者さんの関節では炎症が起きています。

炎症の原因については、現代の医学ではまだ完全に解明されていません。しかし関節リウマチの患者さんの3／4を超える人で、「抗CCP抗体」や「リウマトイド因子」などの自己抗体があらわれることから、免疫の異常が関わっていると考えられています。

自己抗体とは、身体を守る免疫システムのなかで本来体内に入ったウイルスや細菌などを攻撃するための〝武器〟として働く抗体が、自分の組織を敵と誤認して攻撃してしまうものです。

関節リウマチでは、はじめに関節の滑膜で炎症が起こり、「炎症性サイトカイン（26頁参照）」と呼ばれる物質やメタロプロティナーゼ3（MMP-3）という酵素などが産生されます。また、刺激で血管の増生、炎症細胞の浸潤、滑膜の増殖が起きます。そのため、滑膜が厚みを増したり、腫れや痛みが引き起こされるのです。

関節リウマチが進行すると、炎症性サイトカインの刺激で破骨細胞が活性化されます。破骨細胞は常に新しく作りかえられている骨を壊す役割を果たしており、本来は骨を作る役割の骨芽細胞とバランスを保ちながら働いています。

ところが、破骨細胞が過剰に働くことで、骨の破壊が急速に進み、骨の一部が壊れている「骨びらん」や「骨粗しょう症」が引き起こされるのです。

また、メタロプロティナーゼ3によって、軟骨も破壊されます。

やがて関節が変形し、スムーズに動かせなくなるのです。

次項は、炎症の黒幕「免疫の異常」についてです。

関節リウマチの痛みやこわばりが起こる理由

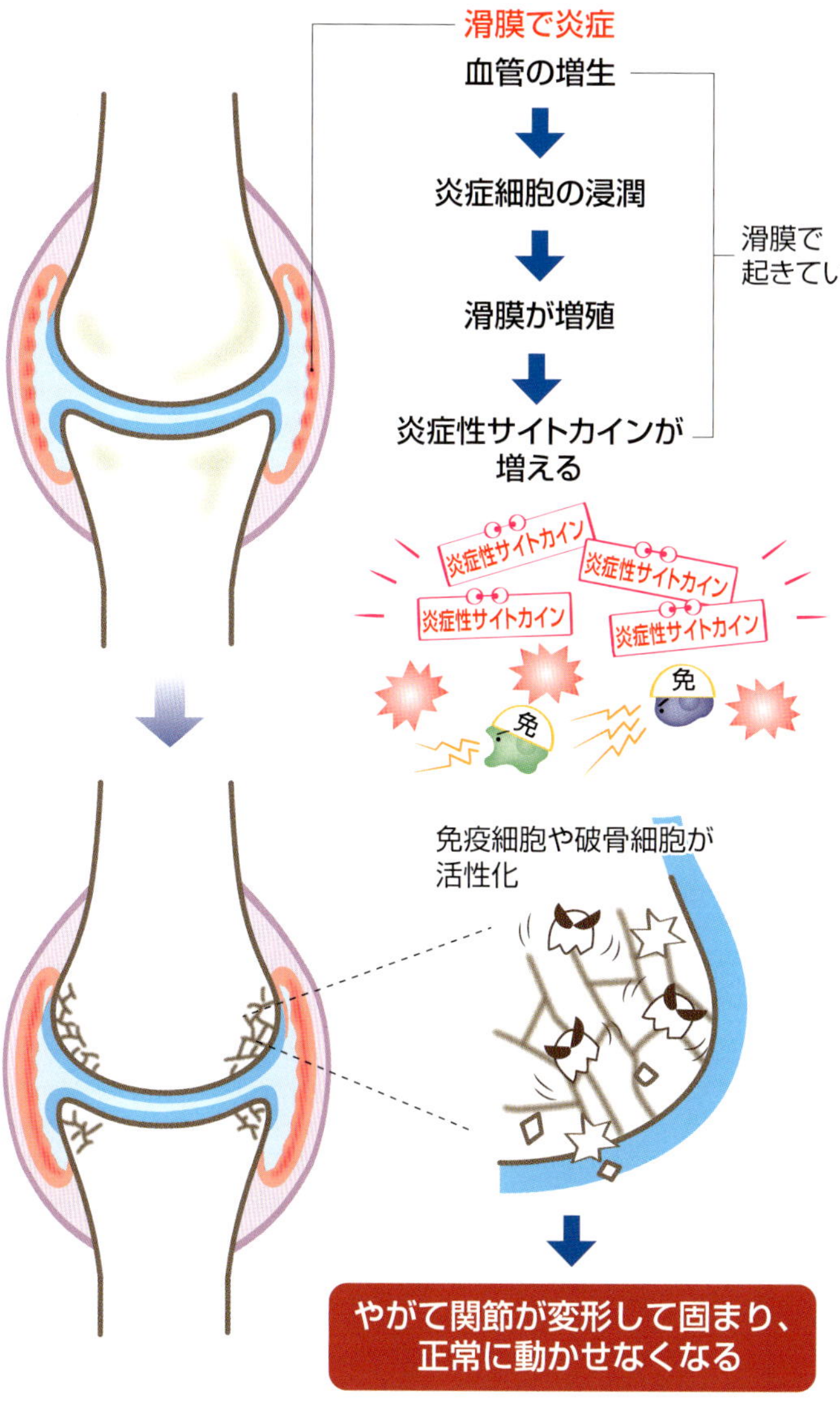

免疫の異常で炎症が加速する

関節リウマチで炎症が起き、悪化してしまうのには、免疫の仕組み、なかでもサイトカイン*が大きく関わっています。

免疫とは、身体を守るために備わったシステムです。細菌やウイルスなどの体内に侵入した有害なものを攻撃して排除する主役が、リンパ球やマクロファージなどの「免疫細胞」です。

体内に異物が入ると、まずマクロファージ（大食細胞）がそれを食べ、その特徴をリンパ球の一種であるT細胞に伝えます。T細胞は、〝異物の特徴〟に合う免疫細胞を活性化させ、攻撃するための武器である抗体を産生させます。

このとき免疫細胞同士の連絡に使われるのが、サイトカインというたんぱく質の一種です。体内には、数百種類ものサイトカインが存在し、細胞間でやりとりされています。

T細胞は一度攻撃した敵について、長期にわたって記憶して、次に侵入したときにすみやかに攻撃に移すことができます。これが免疫のメカニズムです。

関節リウマチでは、炎症のある部位にまずT細胞などのリンパ球が多くなり、マクロファージや滑膜細胞が異常に活性化されます。その結果、関節内の炎症が高まります。

さらに症状を悪化させるのが、滑膜のマクロファージなどで大量に産生される、TNF-α、インターロイキン-6などの炎症性サイトカインです。免疫が正常に働くためには、適当な量のサイトカインが産生される必要がありますが、関節リウマチではこれらが過剰になり、炎症が激化してしまうのです。

炎症性サイトカインは、炎症を悪化させるほか、破骨細胞を刺激したり発熱や貧血などを引き起こすなどします。

次項は、関節リウマチでどんな症状が現れるかを説明します。

用語解説　サイトカイン　リンパ球から放出される微小のたんぱく質。数百種類があり、それぞれが特定の細胞に働きかけ、免疫細胞同士の情報伝達に役立つ。

炎症を悪化させるサイトカイン

サイトカインとは細胞同士の情報伝達に使われることばのようなもの

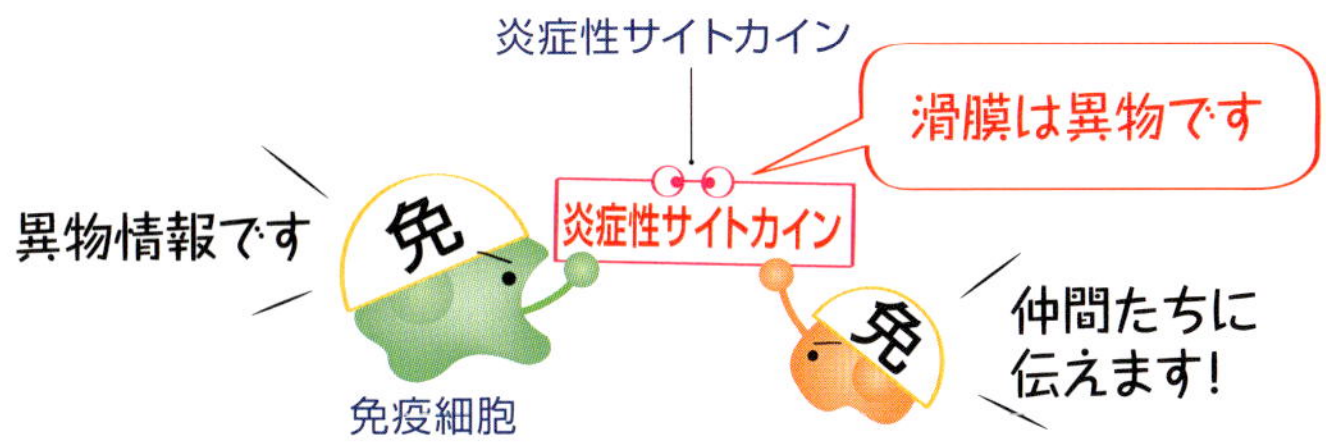

サイトカインの情報が拡散された関節では…

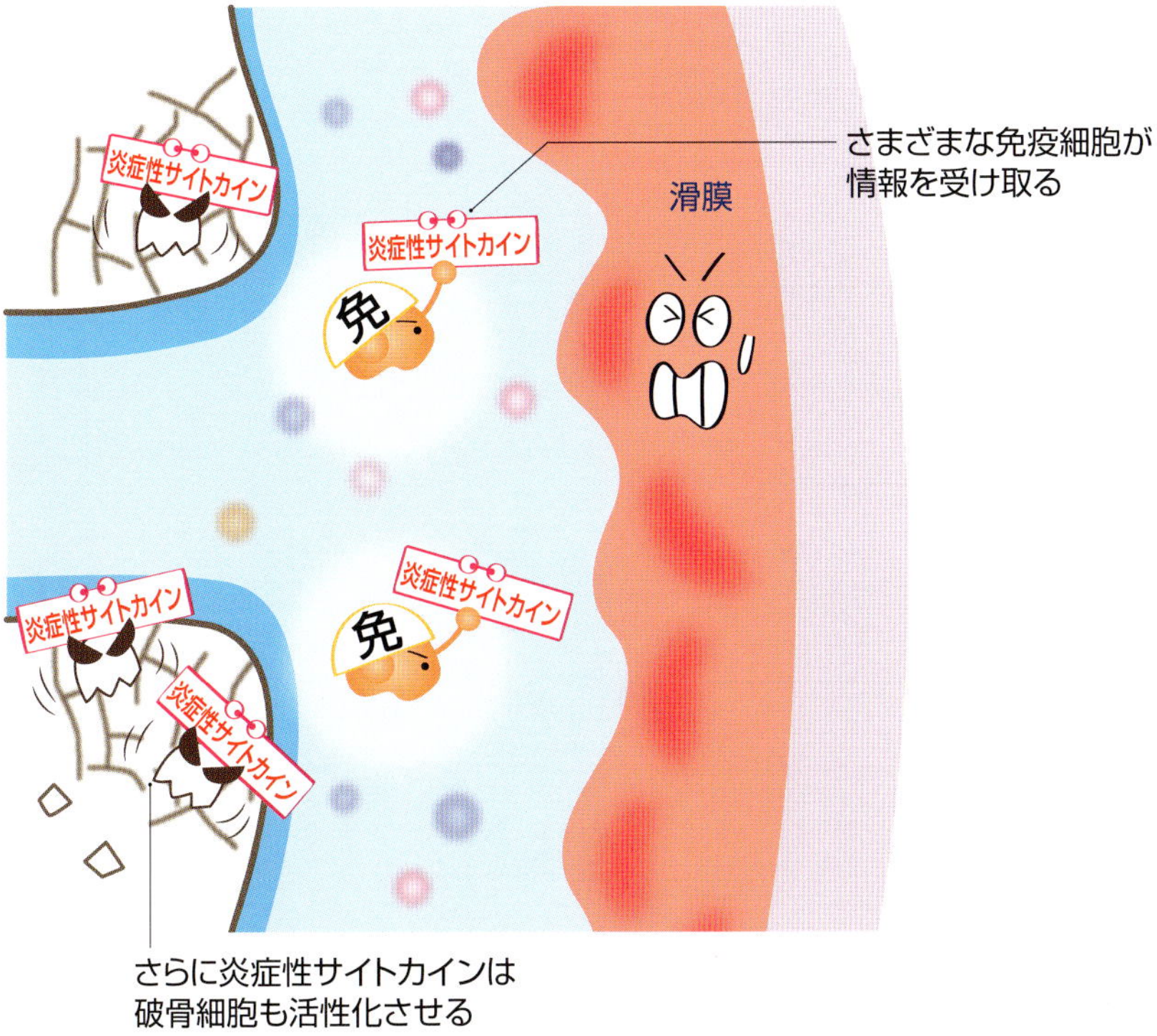

関節リウマチは、どんな症状が現れるのか？

朝のこわばり、関節の痛みや腫れ（関節炎）

関節リウマチは、「関節の火事」にたとえられます。ぼやの段階で、まず現れるのが「朝のこわばり」です。朝、目覚めたときに関節がこわばって、動かしにくく感じるというものです。特に、現れやすいのが、手や足の指など、小さな関節です。

このため、朝の着替えや外出の支度に時間がかかるなどします。1〜2時間たつとこわばりが消えて、ふつうに動かせるようになるのも特徴です。

加齢とともに、朝身体が動かしづらくなることはあるものですが、この1〜2時間継続するというのが、見分けるポイントになります。状態が悪いほど、こわばりの持続時間も長くなります。

ついで現れるのが、関節の痛みや腫れです。熱をもっているように感じることもあります。これが関節リウマチの関節炎です。

関節炎には「多発性」「対称性」「移動性」の3つの特徴があります。

はじめは1、2カ所だった症状が、あちこちの関節で起きるのが「多発性」です。指などの小さな関節から、だんだん手首や足首、ひじ、膝というように大きな関節に出るようになってきます。

次に「対称性」とは、左右の1カ所で痛みが出ると、反対の関節にも痛みが出るのが特徴です。

また、痛みや腫れの症状が、全身のあちこちで現れるのが「移動性」になります。関節炎は、季節や天候、気圧などの変化やストレスによって、悪化したり、逆に良くなることもあります。

この段階は、関節リウマチではまだ炎の勢いの弱い初期の段階なので、適切な治療を受けて〝消火〟できれば、関節の変形まで進むのを防げます。

関節リウマチのはじめに現れる関節炎の特徴は？

関節炎の痛みや腫れの特徴は主に３つ

1 多発性
複数の関節で起きる

2 対称性
左右対称に痛みが起きる

3 移動性
全身のあちこちに現れる

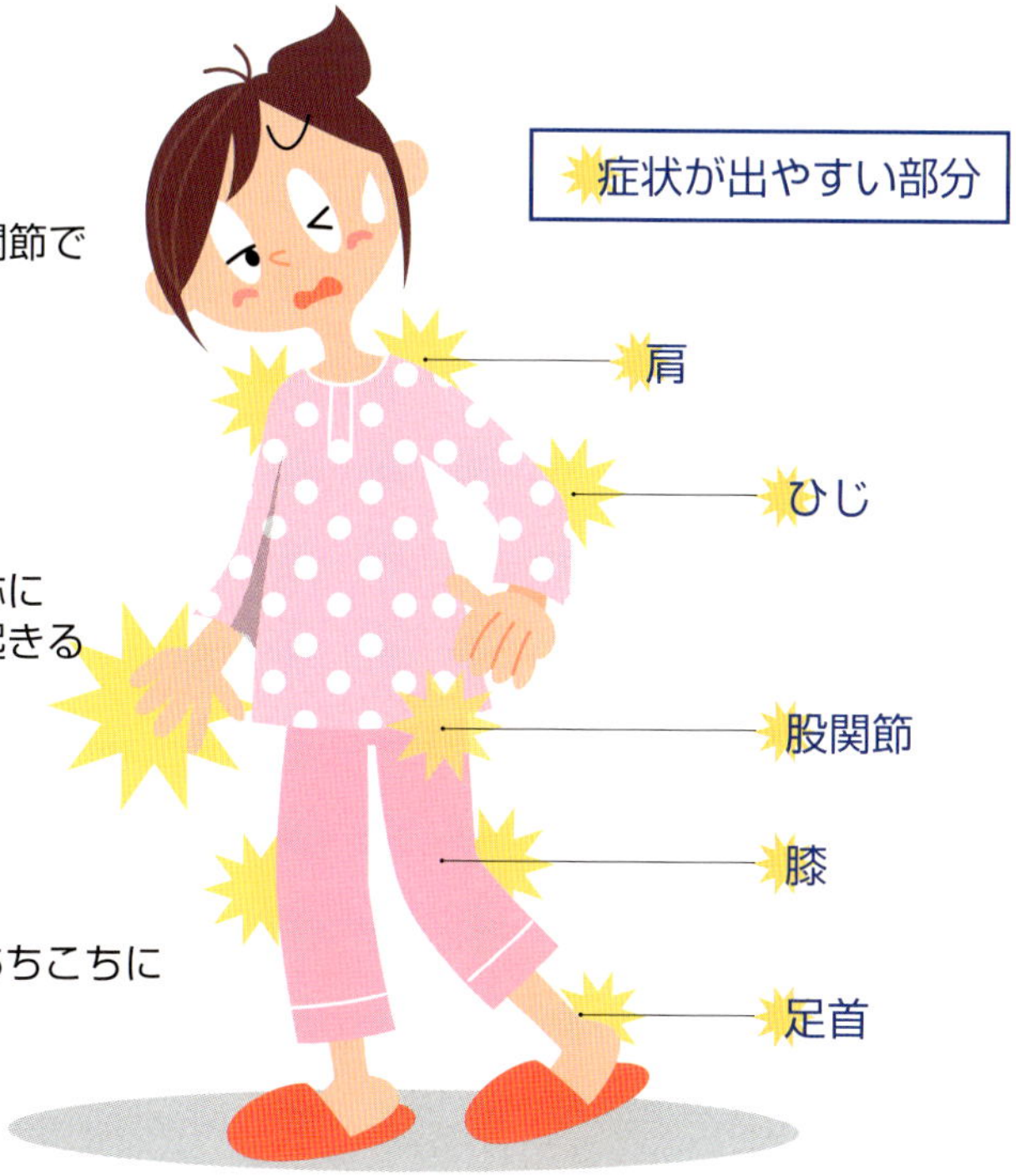

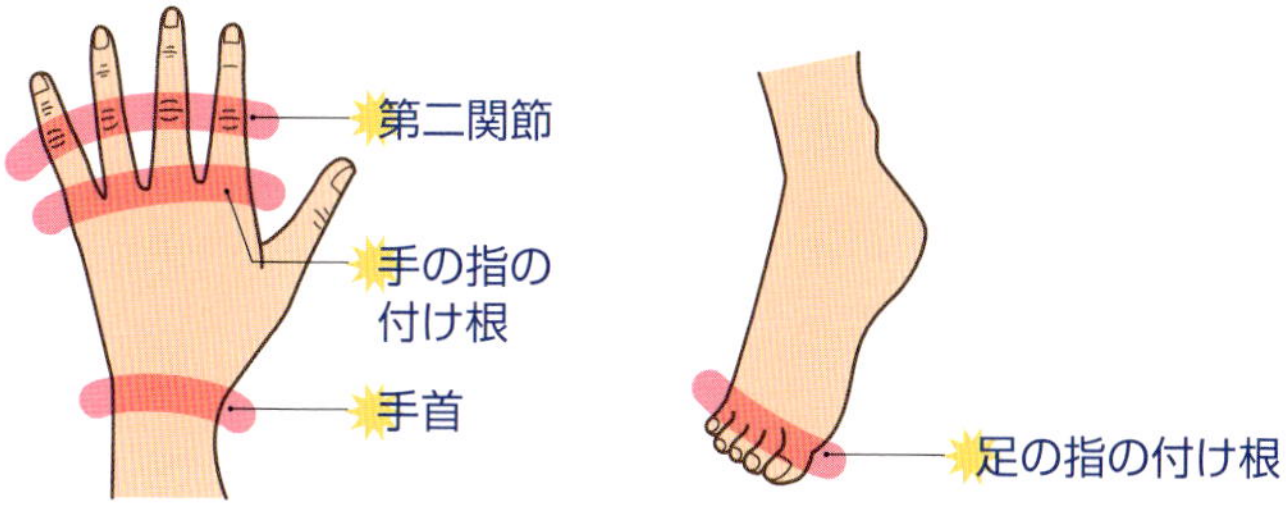

朝のこわばりが１～２時間程度で、関節炎もこの段階であればそれほど進行していません。この段階で、関節リウマチに気づき、治療をスタートしましょう

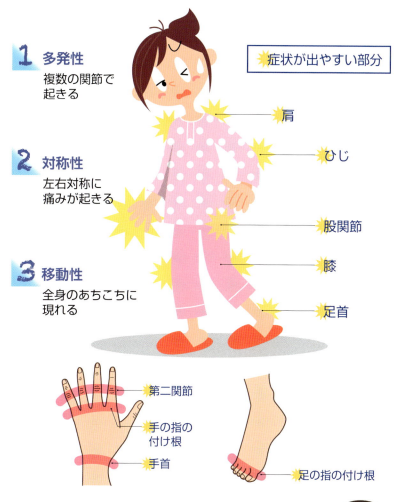

関節水腫、腱鞘炎、滑液包炎

関節リウマチの関節炎が進行すると、より深刻な症状が現れます。

一つめは、「関節水腫《かんせつすいしゅ》」です。

関節で急激な炎症が起きると、血管の中から血漿成分が関節腔にしみ出し、関節液が急に増えます。大量の関節液は関節内部に溜まり、関節水腫（水が溜まった状態）を引き起こします。

ひざなどに起きやすく、ひざの皿の部分が腫れます。裏側が袋状にぽっこり膨らんだりする場合には、「膝窩嚢腫《しっかのうしゅ》」とも呼ばれ、正座しにくくなります。

腱に炎症が起き、「腱鞘炎《けんしょうえん》」になることもあります。

腱は、筋肉と骨をつなぐ部分で、力を伝える役割を果たすものです。腱を取り巻いている組織が、腱鞘です。腱を刀とすると、腱鞘はちょうどさやのように包んでいます。腱鞘の中は、関節液で満たされていて、腱が滑らかに動けるようになっています。関節リウマチで腱鞘に炎症が起きると、腱が腫れてスムーズに動かなくなってしまうのです。

腱鞘炎から、「ばね指」が引き起こされることもあります。力を入れても腱がひっかかったように動かず、ある程度の力をかけたところで突発的に、〝ばね〟のように動きます。

滑液包に炎症が起きるのが、「滑液包炎《かつえきほうえん》」です。

滑液包とは、関節の周囲にある関節包と筋肉が接する部分などにある袋です。滑膜と線維膜の2層構造の袋で、内側の滑膜から分泌されたゼリー状の滑液で満たされています。これが動くときに、力を分散させ、滑らかに動けるよう助けているのです。しかし、ここに炎症が起きることで、液体が溜まって腫れてしまいます。ひじや足の関節の周囲、ひざの前面でよく見られる症状です。

次は、関節の変形について説明します。

関節水腫、腱鞘炎、滑液包炎

関節の痛みや腫れ以外にも症状が現れることがある

1 関節水腫

関節に急激に炎症が起き、関節液が関節内部に溜まって引き起こされる

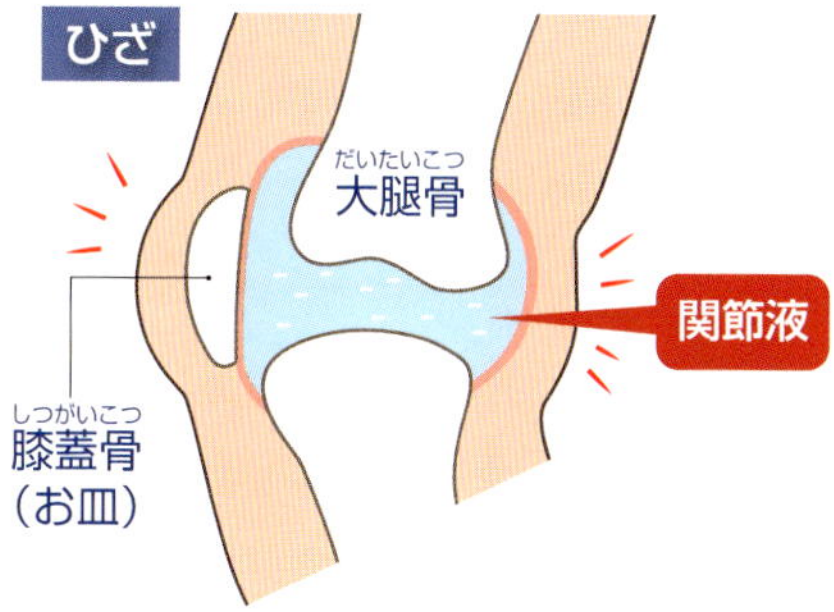

2 腱鞘炎

腱に炎症が起きて現れる症状。指がスムーズに動かなくなる「ばね指」が引き起こされることもある

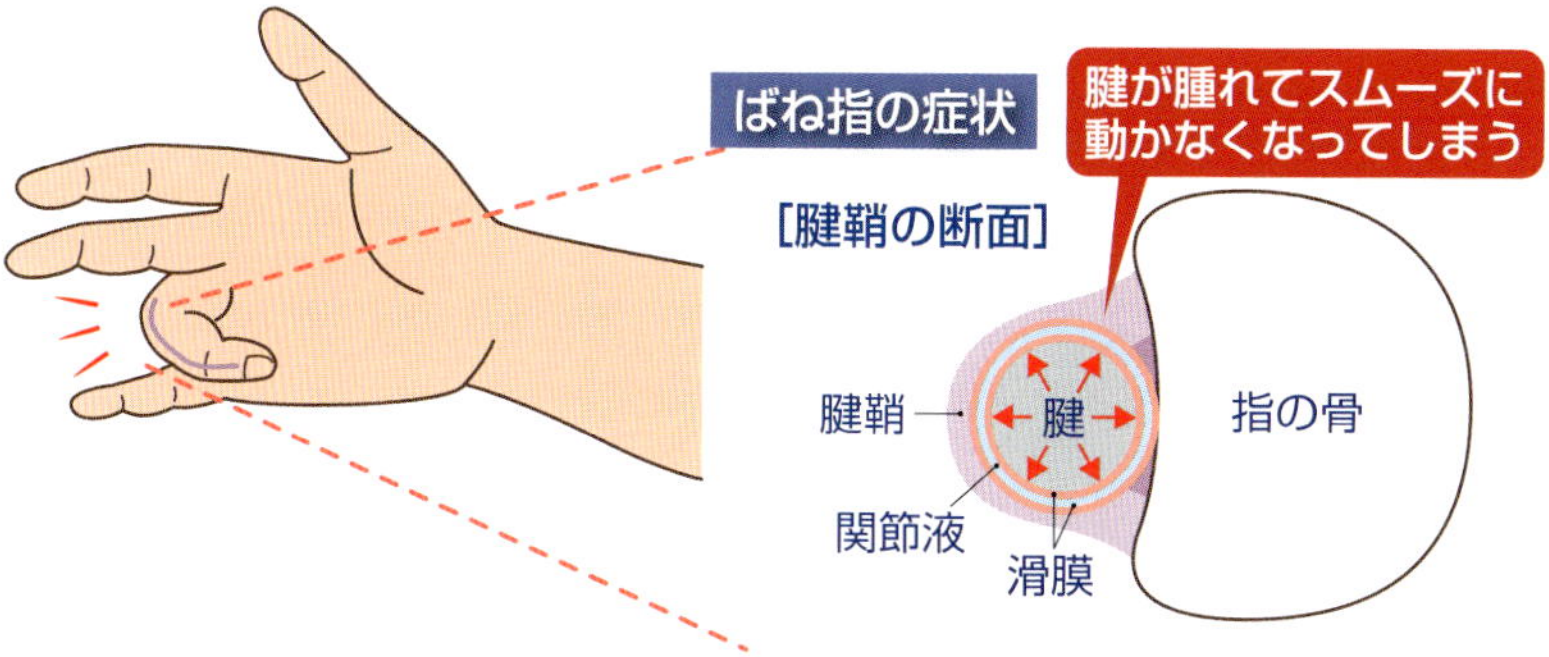

3 滑液包炎

滑液包は関節の周囲にある関節包と筋肉が接する部分などにある袋。関節液が溜まって腫れが現れる。ひじや足の関節の周囲、ひざの前面でよく見られる

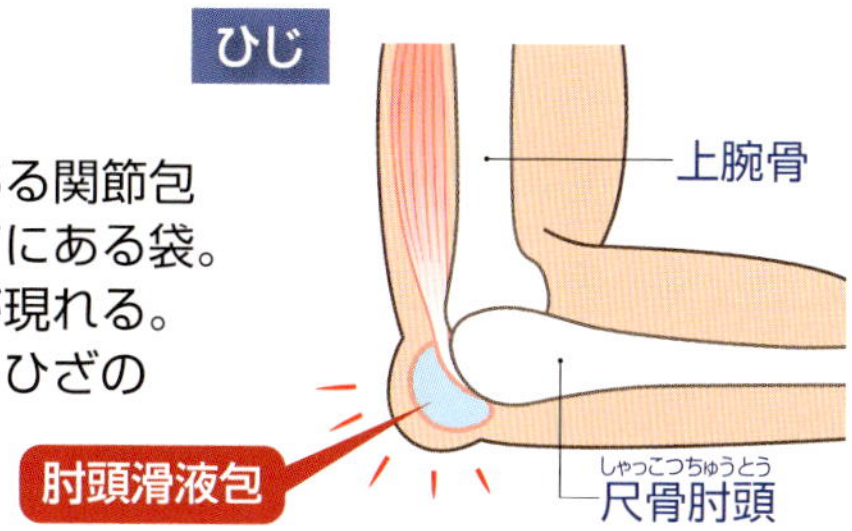

進行すると関節の変形が起こる

関節リウマチにかかっても、すぐに関節の変形が起こるわけではありません。

しかし、これまでに説明してきたような関節のこわばりや関節水腫などの段階で、適切な治療を受けずにいると、関節炎がさらに進行し、関節の変形が起こります。炎症により関節の軟骨や骨が破壊され、筋が萎縮し、腱が断裂して、関節に特徴的な変形が現れるのです。「リウマチ変形」といいます。

手に現れるのが、「尺側《しゃくそく》変形」「スワンネック変形」「ボタンホール変形」です。

尺側変形とは、親指以外の手の指が、小指側（尺側）を向いてしまう状態です。

スワンネック変形は、手の指の第一関節より手首に近い側の関節（近位指節間関節《きんいしせつかん》）が反り、指の先端に近い関節（遠位指節間関節《えんいしせつかん》）が曲がることで、白鳥の首のような形に曲がってしまうものです。

ボタンホール変形は、手の指の第一関節より手首に近い側の関節（近位指節間関節）が曲がり、指の先端に近い関節（遠位指節間関節）が反る変形で、スワンネック変形とは、逆の変形になります。

足に現れる変形で多いのが、「外反母趾」です。足の親指が、付け根が外側に張り出すように、「く」の字を描いて曲がるものです。

足の指が浮き上がるように曲がる「鎚指《つちゆび》」も、典型的な症状です。これは、足指の根元が亜脱臼して、つま先だけが床に当たる状態になるもので、「ハンマー指*」ともいいます。曲がった足指が靴にあたり、靴がはけなくなることや、足の親指が曲がることで、ほかの指の上に重なるように変形することもあります。また、足の指の関節が変形した影響で、足の裏に「たこ」ができて、歩きにくくなることもあります。

ひじや膝の関節の筋が萎縮して、関節がきちんと伸ばせなくなる「拘縮《こうしゅく》」になることもあります。

用語解説 ハンマー指　指の根元が骨折や腱の断裂により伸びなくなり、指の第１関節がハンマー（木槌）のように曲がった状態になってしまうもの。

関節リウマチで手と足に出る関節の変形

関節リウマチが進行すると、炎症により関節の軟骨や骨が破壊され、「リウマチ変形」が起こる

尺側変形

手の指が、小指側（尺側）に

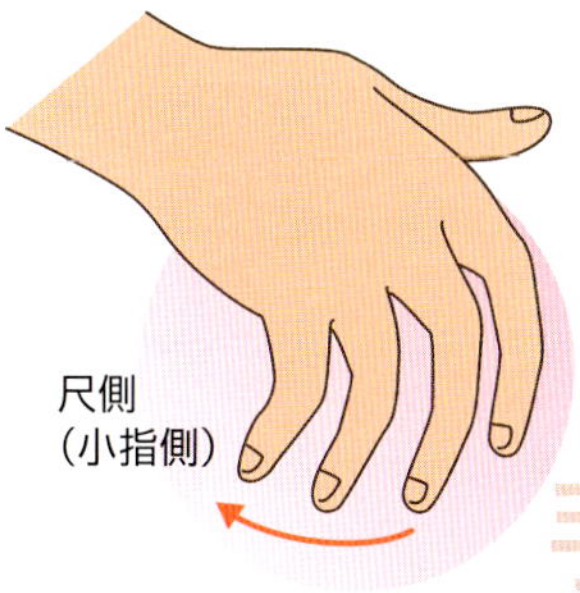

スワンネック変形

白鳥の首のように曲がる

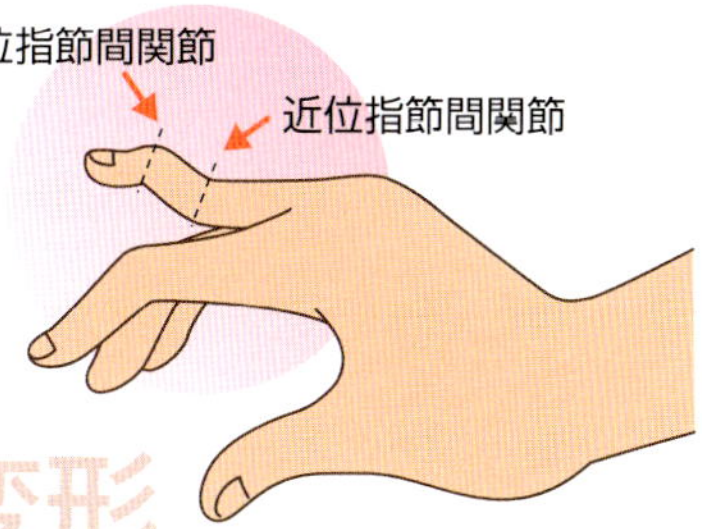

ボタンホール変形

スワンネック変形
とは、逆の変形

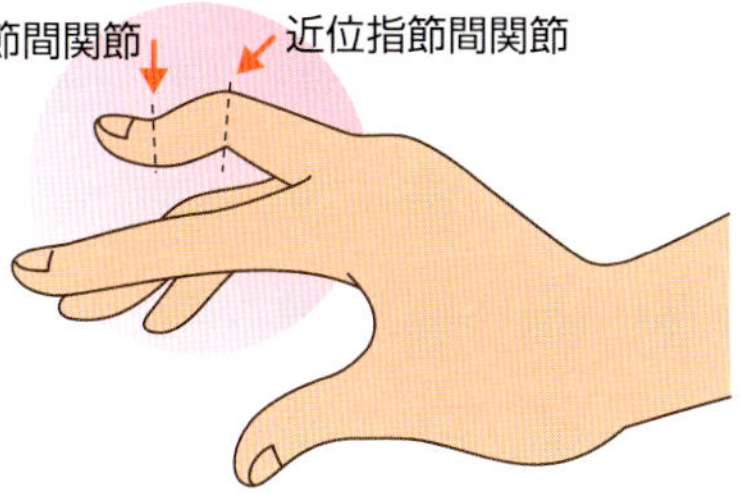

外反母趾

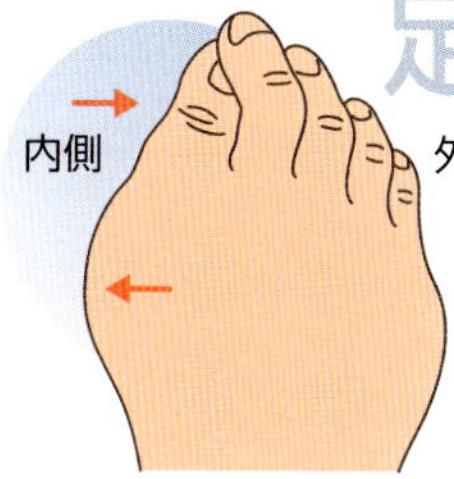

足の親指の付け根が
「く」の字に

鎚指（ハンマー指）

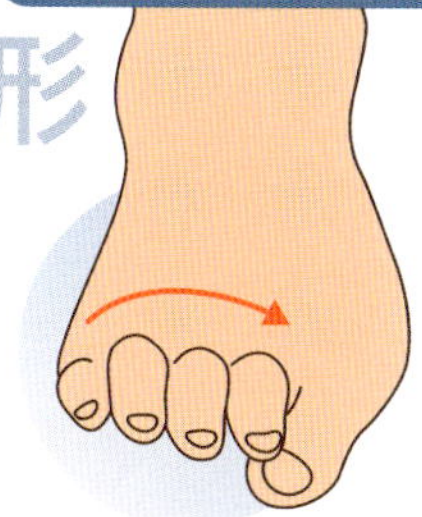

足の指が浮き上がる
ように曲がる

足の指の関節が変形した影響で、足の裏に「たこ」ができて、歩きにくくなることがある

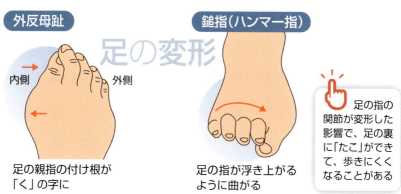

関節以外に全身の症状も

関節リウマチでは、微熱や倦怠感などが出ることもあります。炎症が活発になっている状態で現れることが多く、疲労感やだるさ、食欲不振、体重減少、貧血などが起きることもあります。

また、ひじやひざの皮膚の下に、こぶ状の硬いしこりができることがあります。「リウマトイド結節」といい、後頭部やお尻にできることもあります。大きさは小豆《あずき》大から大豆程度で、痛みはありません。関節リウマチの状態が悪いときに出やすいです。

肺に炎症が現れることもあります。「リウマチ肺」と呼ばれており、「間質性肺炎」や「肺線維症」があります。

間質性肺炎は、肺の肺胞組織に炎症が起きるものです。初期は自覚症状がないのですが、息切れ、空咳、呼吸困難などの症状が現れます。進行すると、線維化して肺線維症*と呼ばれる状態になります。

ただし、これらの症状は、治療に使うメトトレキサート（88頁参照）などの抗リウマチ薬の副作用で起きる間質性肺炎や、真菌の一種で起きるニューモシスチス肺炎*などの感染症でも現れることがあるので、原因を見極める必要があります。

「特発性器質化肺炎（COP）」「細気管支炎」などが起きることもあります。

炎症が血管に起きる「悪性関節リウマチ（40頁参照）」になることもあります。

また、強い炎症が長期間続くと、「二次性アミロイドーシス」になります。炎症によって産生されるアミロイドという物質が体内のあちこちに溜まって起こるもので、消化管に溜まると「吸収障害」、心臓では「心不全」、腎臓では「腎不全」が引き起こされます。関節リウマチの末期の状態ともいえるもので、これらを防ぐためにも、早めに適切な治療を受ける必要があります。

用語解説

肺線維症　炎症により傷ついた組織に、治そうとして生成されるコラーゲンが過剰に蓄積する（線維化）。肺の間質が厚く硬くなって、肺の働きが低下してしまう。

ニューモシスチス肺炎　ニューモシスチス - ジロベチという真菌に感染することで起きる。免疫機能が低下していると発症しやすく、以前はカリニ肺炎と呼ばれていた。

関節以外で起こる全身の症状

微熱や倦怠感

疲労感やだるさ、食欲不振、
体重減少、貧血なども

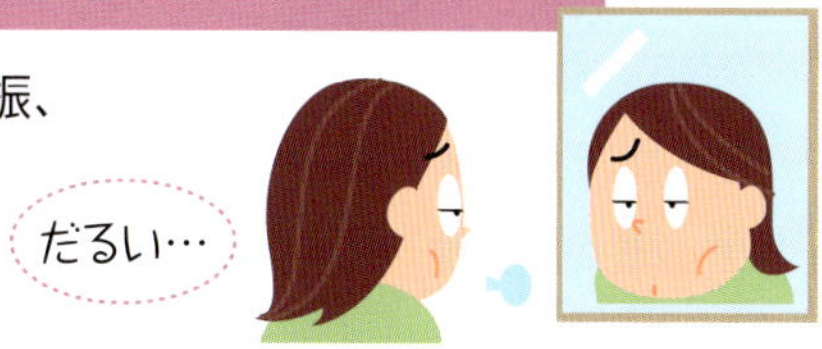

リウマトイド結節

ひじや膝《ひざ》の皮膚の下に、
小豆大から大豆程度の硬い
しこり

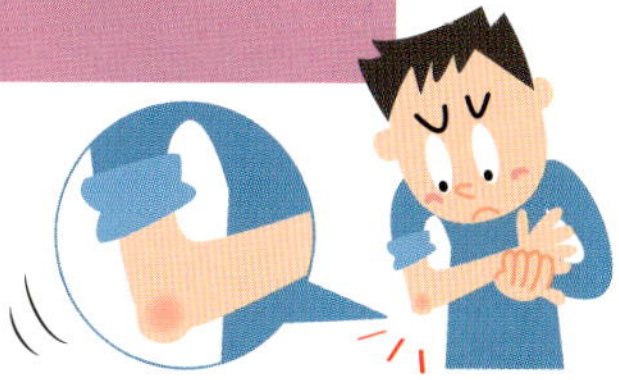

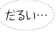

リウマチ肺

間質性肺炎、肺線維症、特発性器質化肺炎（COP）、気管支炎、気管支拡張症などで、息切れ、空咳、呼吸困難などが出る

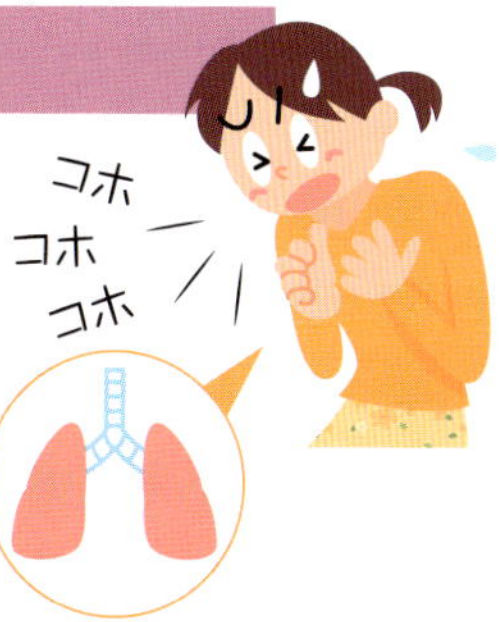

二次性アミロイドーシス

アミロイドが溜まって起こる
消化官で吸収障害

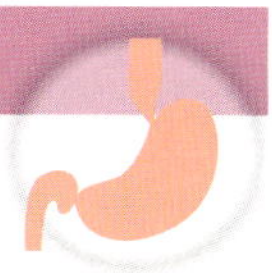

そのほか

心不全、腎不全など

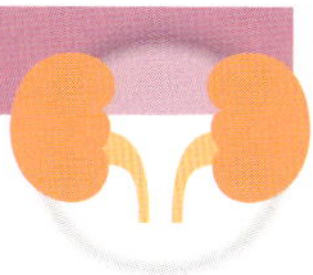

関節リウマチの進行のしかた

関節破壊の進行

関節リウマチが進行すると、関節の破壊が進み、動かしにくくなって生活に不便が生じます。

関節リウマチは、関節の破壊の進行度により4つのステージに分けられています。「Steinbrocker*の病期分類」といいます。

ステージ1（早期）は、まだほとんど関節に変化がありません。X線検査でも、骨や軟骨の破壊がない状態です。

しかし、関節内では、炎症の影響で関節内側の滑膜に増殖が始まり、ただれが見られたり、厚みを増し始めています。

ステージ2（中期）は、炎症によって関節付近の骨がもろくなってきます（骨粗しょう症）。基本的に骨の破壊はありませんが、軟骨の下の骨に軽度の破壊があることもあり、骨びらんと言われます。

ステージ3（進行期）は、関節のすき間や軟骨が破壊されていく段階です。骨がすかすかになって、増殖した滑膜が骨に食い込んできます。靭帯も傷つき、関節がかみ合わなくなって、関節変形が起きやすくなります。

ステージ4（末期）は、関節が破壊され、動かなくなってしまった状態です。

骨の破壊がひどく、滑膜が骨に食い込んでいます。骨と骨がくっつき、関節自体を動かせない状態（強《きょう》直《ちょく》）です。

関節リウマチでは、一度破壊された関節は、治療薬によっても元に戻ることはありません。破壊が滑膜のみの初期から治療を始め、できる限り進行させないことが最も重要なのです。

用語解説　Steinbrocker分類　関節リウマチの分類法の一つで骨や軟骨の破壊の進行度により病期を分類する。最も破壊の進んだ関節で判断する。

関節破壊の進行

Steinbrockerの病期分類

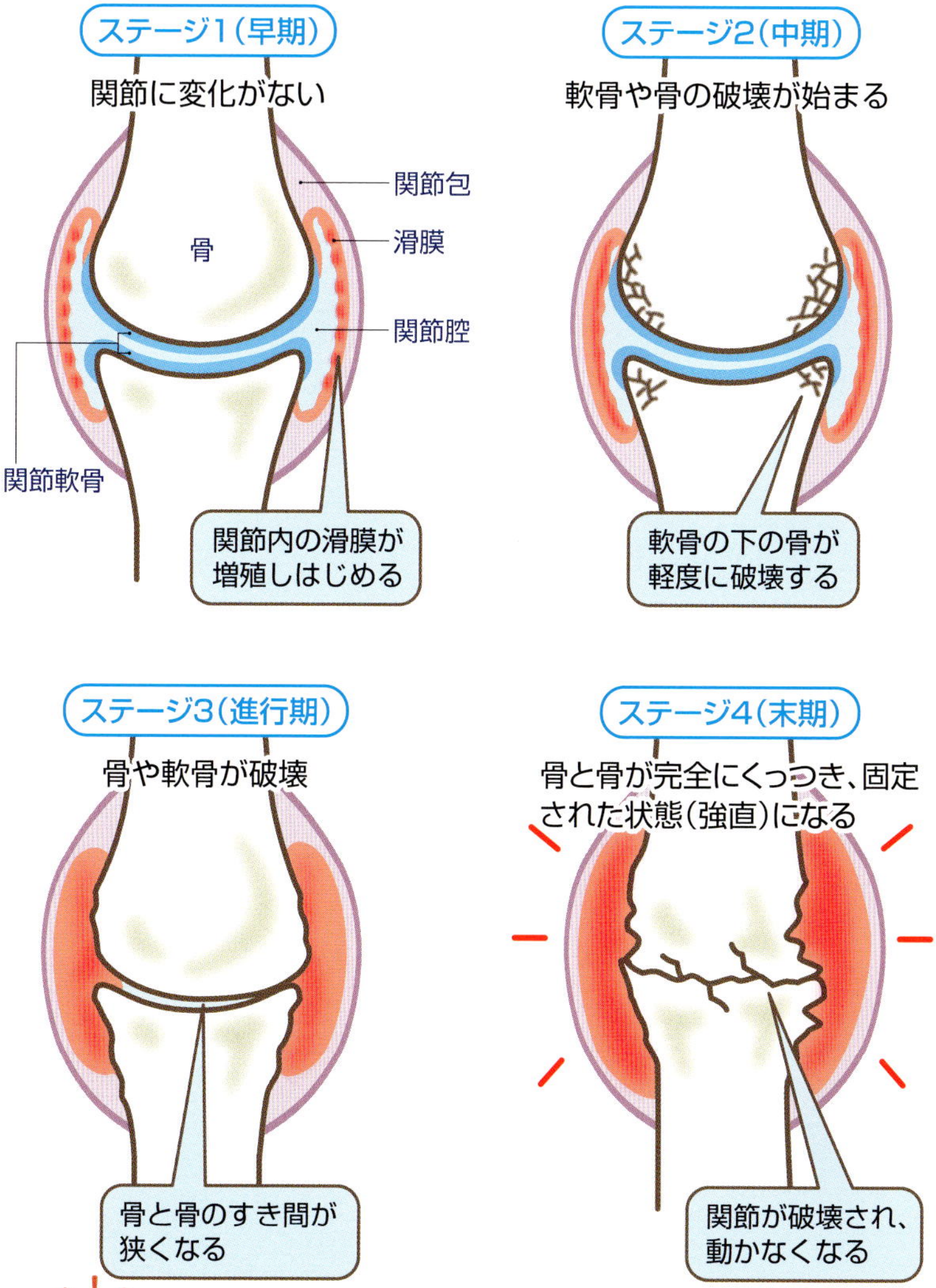
ステージ1（早期）
関節に変化がない
関節包
滑膜
骨
関節腔
関節軟骨
関節内の滑膜が増殖しはじめる
ステージ2（中期）
軟骨や骨の破壊が始まる
軟骨の下の骨が軽度に破壊する
ステージ3（進行期）
骨や軟骨が破壊
骨と骨のすき間が狭くなる
ステージ4（末期）
骨と骨が完全にくっつき、固定された状態（強直）になる
関節が破壊され、動かなくなる

破壊が滑膜のみの状態である初期から治療を始め、できる限り進行させないことが大切

関節の機能障害の進行

関節リウマチの進行を、患者さんの暮らしから考えてみましょう。

これには、米国リウマチ学会が定める機能障害度分類が使われています。日常の動作にどの程度支障が出るかを、4つのレベルに分類するものです。

レベル1は、日常生活の動作を完全に行えるレベルです。

食事やそうじ、衣類の着脱、入浴などの日常的な動作から、仕事や学校、趣味、スポーツなどでの活動も問題なく行えるものです。

レベル2は、多少の障害があるが、ふつうの生活が送れるレベル。

日常的な動作や仕事は行えるが、それ以外の趣味やスポーツなどの活動が制限されるものです。

レベル3は、日常生活のなかで、身の回りのことはできるが、外出時などに介助が必要になる状態です。

仕事や学校、趣味、スポーツなどで活動が制限されてしまいます。生活のなかで、困難なことが増えていきます。

レベル4は、日常生活の身の回りのことをはじめ、さまざまな動作や活動が制限されてしまう状態です。寝たきりになったり、移動するにも車椅子を必要とします。

関節リウマチを発症していても、ほとんど生活に制限のないレベル1から、ほとんどすべての活動に介助の必要になるレベル4まで、大きな違いがあります。

少しでも機能障害が進んでしまわないよう、早期から適切な薬物治療を行い、根気強くリハビリに取り組む必要があるのです。

ところで、ここまで紹介してきた関節リウマチの進行とは少し違った症状が出るケースがあります。次項で取り上げましょう。

関節リウマチの機能障害度の分類

患者さんの日常の動作にどの程度支障が出るかを分類するもの

レベル1

日常生活の動作を完全に行える

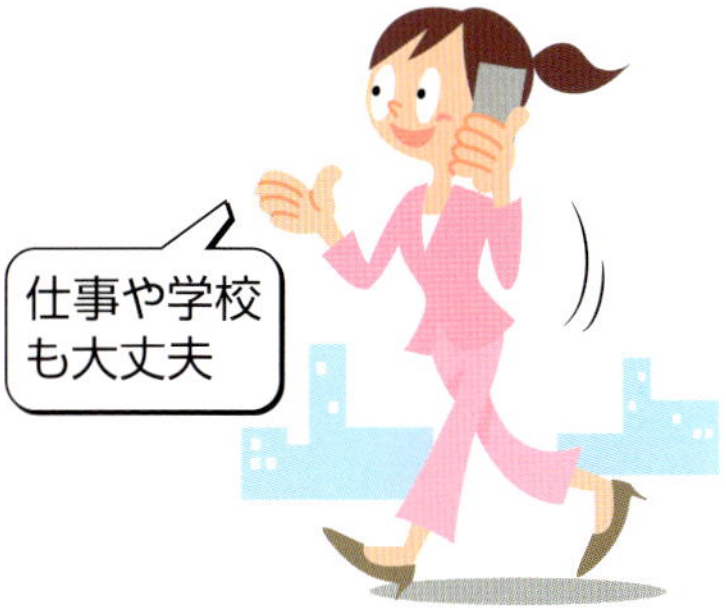
仕事や学校
も大丈夫

レベル2

多少の障害があるが、ふつうの生活が送れる。しかし、それ以外のスポーツなどの活動が制限される

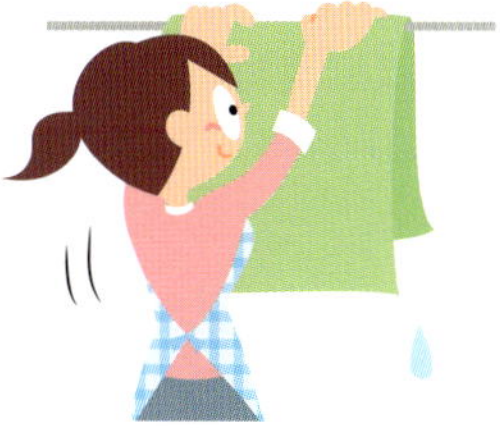

レベル3

身の回りのことはできるが、外出時などに介助が必要となる

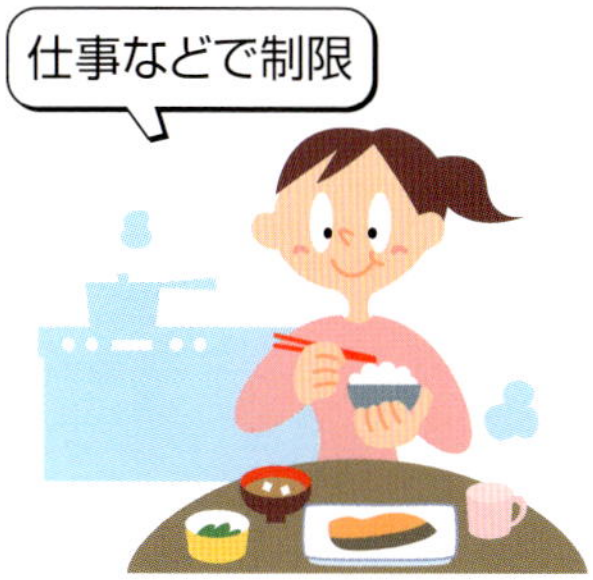
仕事などで制限

レベル4

身の回りのことから、さまざまな活動、動作が制限される

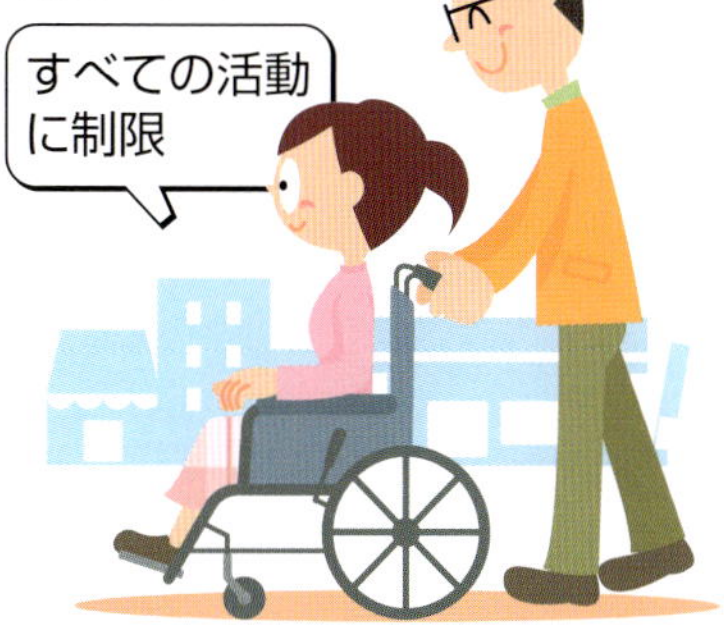
すべての活動
に制限

米国リウマチ学会・関節リウマチ分類基準（1987年）

関節リウマチの特殊なケース

悪性関節リウマチ

関節リウマチの患者さんで、炎症が血管に広がる「血管炎」をともなうことがあります。

これは「悪性関節リウマチ」といい、全関節リウマチ患者さんのおよそ0・6％に発症するとされています。やや高齢の人に多く発症します。発症には体質や遺伝的素因の関与が示唆されていますが、原因は不明のままです。

血管炎が起きると、38℃以上の発熱や紫斑《しはん》、筋肉痛、筋力の低下などが見られることがあります。

紫斑とは、紫色のあざで、皮下の毛細血管が炎症で破壊されることで出るものです。

太い血管で血管炎が発症すると、血管がつまるため「心筋梗塞」や「腸間膜動脈血栓症*」を引き起こすことがあります。また、細かい血管では、皮膚がただれて潰瘍になる「皮膚潰瘍」が起きることがあります。「神経炎」に進むこともあります。また、「肺線維症」や「間質性肺炎」、「胸膜炎」、眼の「虹彩炎」などを引き起こすこともあります。

悪性関節リウマチは、ここまで挙げた症状のほか、通常の関節リウマチの関節炎や関節の破壊などの症状も急激に進んでしまいます。

したがって、一般的な関節リウマチに対する治療と悪性関節リウマチの症状を抑える治療を並行して行う必要があります。

主にステロイドや免疫抑制剤を点滴によって投与を行います。治療を早期に始めることが特に大切です。

なお、悪性関節リウマチは、厚生労働省の指定難病なので、治療の一部は公費で支給されます。

用語解説　腸間膜動脈血栓症　腸に血液を供給している動脈に血の塊がつまって血行障害を起こしてしまうもの。腸の壊死から腹膜炎、腸閉塞等につながることもある。

悪性関節リウマチとは

関節リウマチの患者さんで、炎症が血管に広がる「血管炎」をともなうもの。関節リウマチが "悪性" なのではない

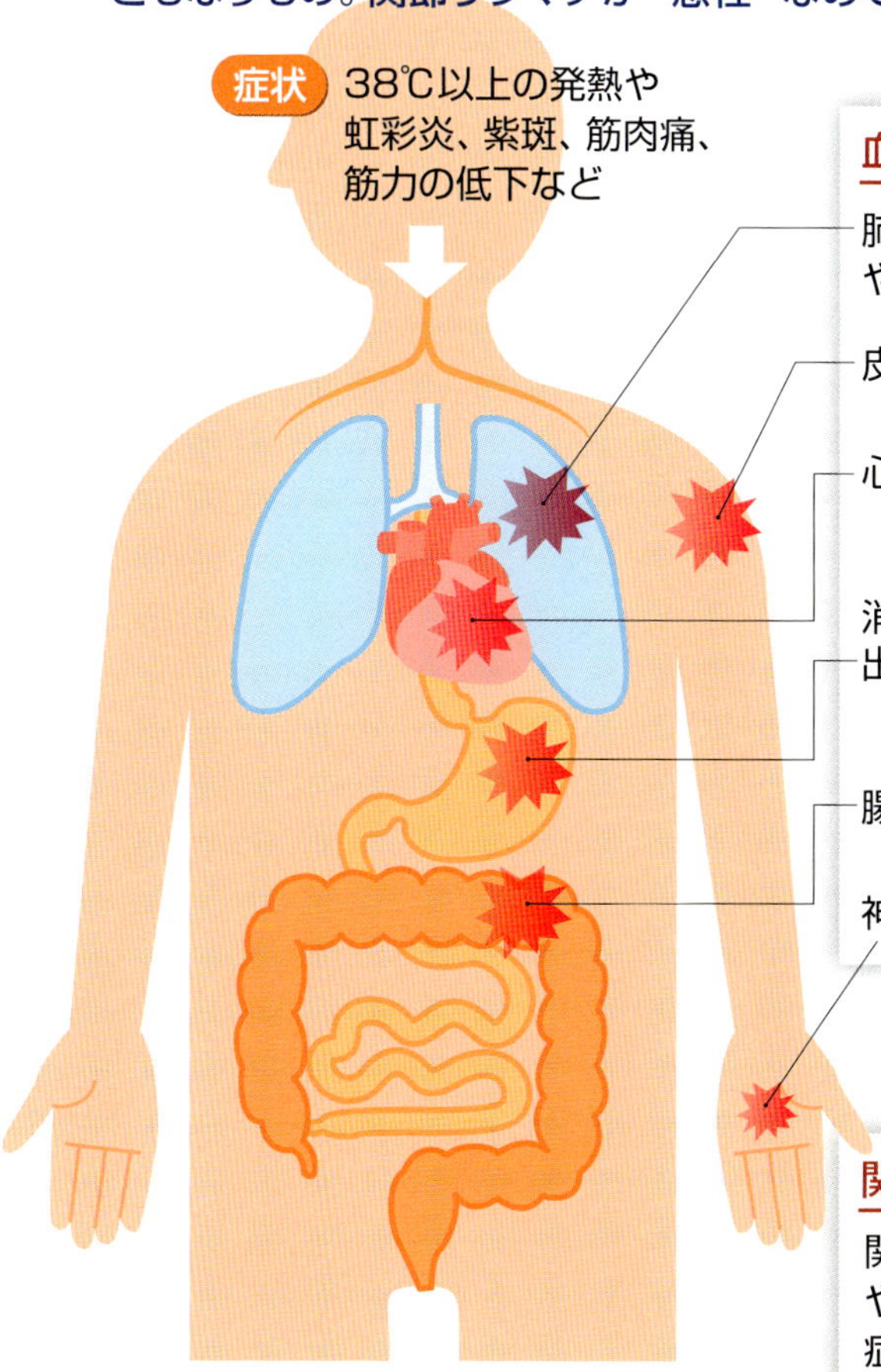

血管炎による影響

- 肺線維症、間質性肺炎や胸膜炎
- 皮膚潰瘍や壊死
- 心筋梗塞や心膜炎
- 消化管からの出血・壊死
- 腸間膜動脈血栓症
- 神経炎

＋

関節リウマチ

関節リウマチの関節炎や関節の破壊などの症状も急激に進む

治療

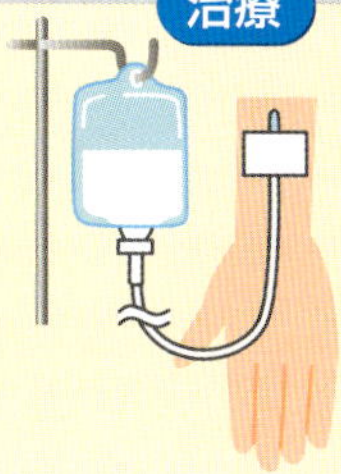

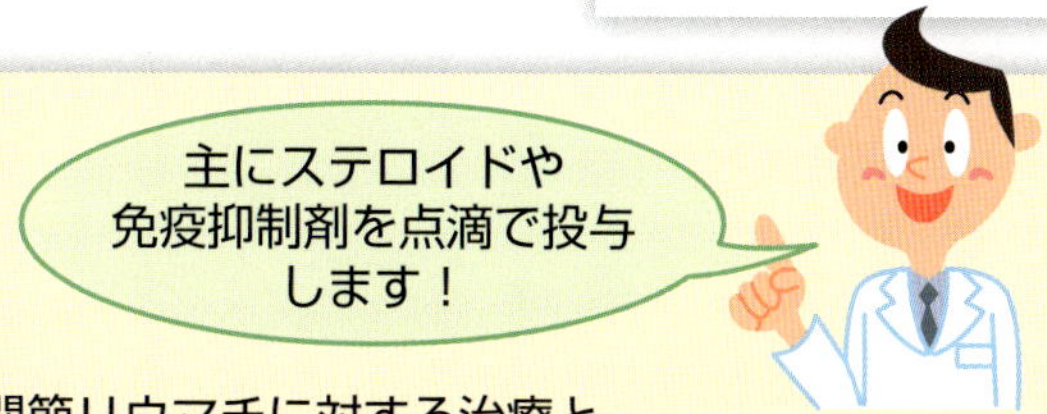

関節リウマチに対する治療と
悪性関節リウマチの症状を抑える治療を並行して行う

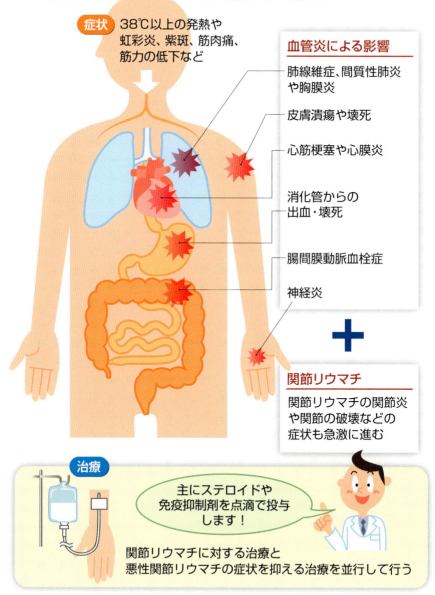

若年性特発性関節炎

16歳以下の子どもに原因不明の関節炎が発症し、6週間以上続くのが、「若年性特発性関節炎（JIA：juvenile idiopathic arthritis）」です。以前は、「若年性関節リウマチ」と呼ばれていました。〝子どものリウマチ〟ともいえる病気です。

若年性特発性関節炎は、症状により「全身型」「多関節炎型」「乏《ぼう》関節炎型」の3つに分けられます。

1つめの全身型は、関節炎の症状があまり現れず、38℃以上の発熱と「リウマトイド疹」という発疹が現れます。

発熱は、多くが39〜40℃と高熱になるのですが、短時間で37℃程度まで下がり、数週間の間に発熱と解熱を繰り返します。

全身型の若年性特発性関節炎は、発見者の名前から「スティル病」とも呼ばれます。また、大人にスティル病とよく似た病気があり、こちらは「成人スティル病」と呼ばれています。

2つめの多関節炎型は、症状が主に関節炎に限られます。発症して6カ月以内に、5カ所以上の関節に関節炎が現れます。関節に、痛みや腫れ、赤み、発熱、こわばりなどが持続的に現れ、左右対称で発症することも多くあります。

3つめの乏関節炎型は、発症して6カ月以内に1〜4カ所の関節で関節炎が起きるものです。膝や足などの大きな関節に現れることが多くあります。

乏関節炎型の若年性特発性関節炎は、「ぶどう膜炎*」という目の病気をともなうことがあります。視界に霧がかったようになる「霧視《むし》」、虫が飛んでいるように見える「飛蚊症《ひぶんしょう》」、まぶしく感じる「羞明《しゅうめい》感《かん》」があれば、注意が必要です。

若年性特発性関節炎は、有病率が10万人に10〜14人とされる、まれな病気です。しかし、身体が成長過程にある子どもに発症するため、いかに早期発見・早期治療し、予後をよくするのかが大切です。

用語解説
ぶどう膜炎　眼球を包んでいる膜であるぶどう膜に炎症が起きるもの。結膜の充血、眼痛・視力低下・飛蚊症などが現れる。

“子どものリウマチ”若年性特発性関節炎（ＪＩＡ）

16歳以下の子どもに原因不明の関節炎が発症し、6週間以上続く。以前は、「若年性関節リウマチ」と呼ばれていた

有病率：10万人に10～14人

症状により３つのタイプに分けられる

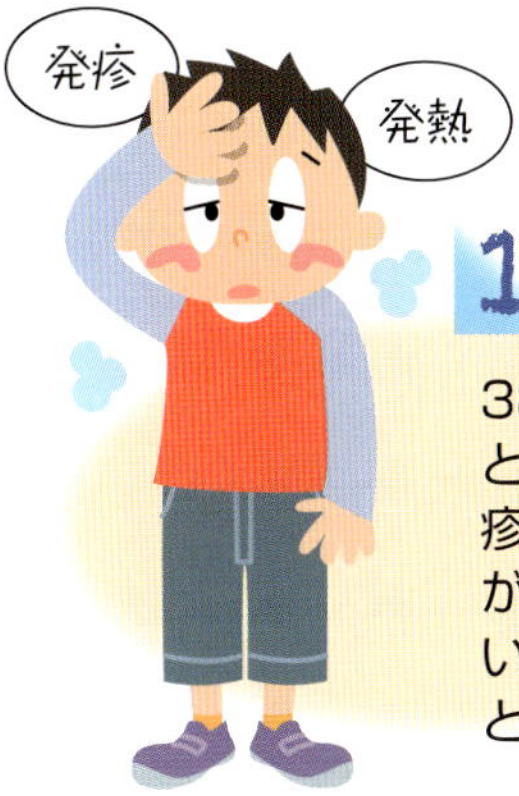

1 全身型

38℃以上の発熱とリウマトイド発疹。関節炎の症状があまり現れない。「スティル病」とも呼ばれている

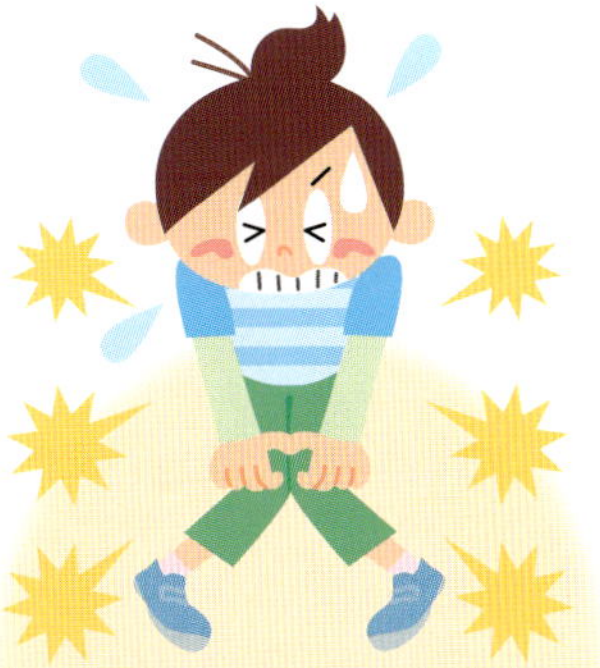

2 多関節炎型

症状は主に関節炎で、痛みや腫れ、赤み、発熱、こわばりなど

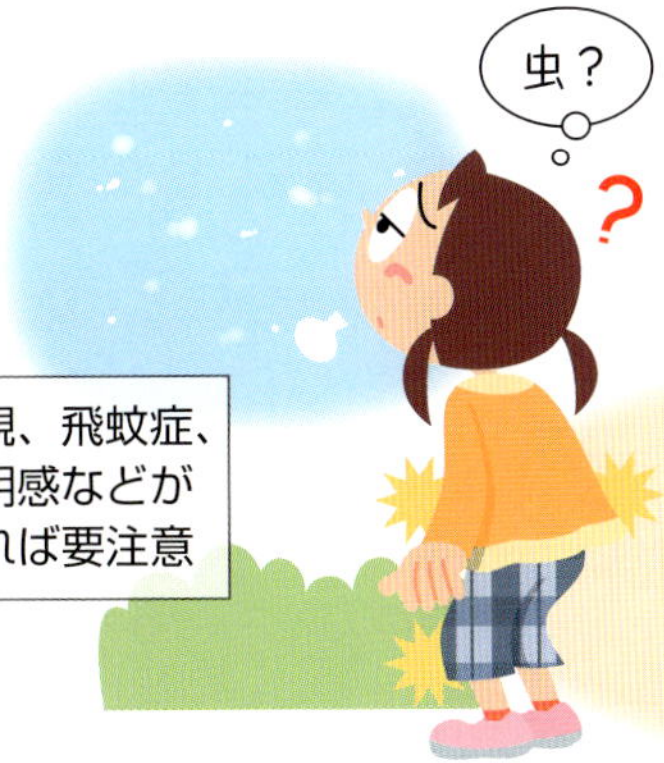

霧視、飛蚊症、羞明感などがあれば要注意

3 乏関節炎型

膝や足などの大きな関節に現れることが多い。「ぶどう膜炎」という目の病気をともなうことも

身体が成長過程にある子どもに発症するため、いかに早期発見・早期治療し、予後をよくするのかが大切！

関節リウマチで合併しやすい病気

さまざまな全身症状に注意が必要

関節リウマチになることで発症しやすくなる病気があります。

比較的多いのが、骨密度が下がり、骨がもろくなってしまう「骨粗《こつそ》しょう症《しょう》」です。骨を破壊する働きをする破骨細胞が過剰に活発になる影響です。リウマチの痛みのため、からだを動かさなくなるのも一因です。また、治療に使うステロイドも、長期間になると骨密度に影響します。

動脈硬化が炎症の遷延とともに増悪し、「心筋梗塞や脳梗塞」の原因となります。肺炎などの肺の病気も要注意です。肺の病気がもととなり、「細菌性肺炎・気管支炎」なども起こしやすくなります。

「シェーグレン症候群」は、膠原病の一つで、関節リウマチと合併することのある病気です。涙腺《るいせん》、唾液腺《だえきせん》、耳下腺《じかせん》などの外分泌腺で炎症が起こり、分泌液が減少して、乾燥症状を引き起こすものです。涙液が減って目がごろごろする、まぶしい、唾液の減少で口や喉が乾く、口が痛む、鼻腔が乾燥して鼻血が出るなどのほか、発熱や手足の血行が悪くなって白くなる「レイノー現象」を伴う場合もあります。

関節リウマチの治療で使われる非ステロイド系抗炎症薬（NSAID、98頁参照）により、胃炎や胃潰瘍などの消化性潰瘍が起こることがあります。薬の作用で胃酸の分泌が増えたり、粘膜の血流が低下することが、潰瘍を引き起こしてしまうのです。自覚症状が現れにくく、特に高齢者で発見が遅れがちなので注意が必要です。

また、関節リウマチの炎症でアミロイドという物質が溜まることで起きる二次性アミロイドーシス*でも、腎臓などに障害が起こることがあります。

用語解説 二次性アミロイドーシス　慢性炎症などが原因となって、アミロイドという線維状のたんぱく質の一種が臓器に沈着し、さまざまな障害を起こす病気の総称。

関節リウマチの合併症

関節リウマチが原因で発症しやすくなる病気がある

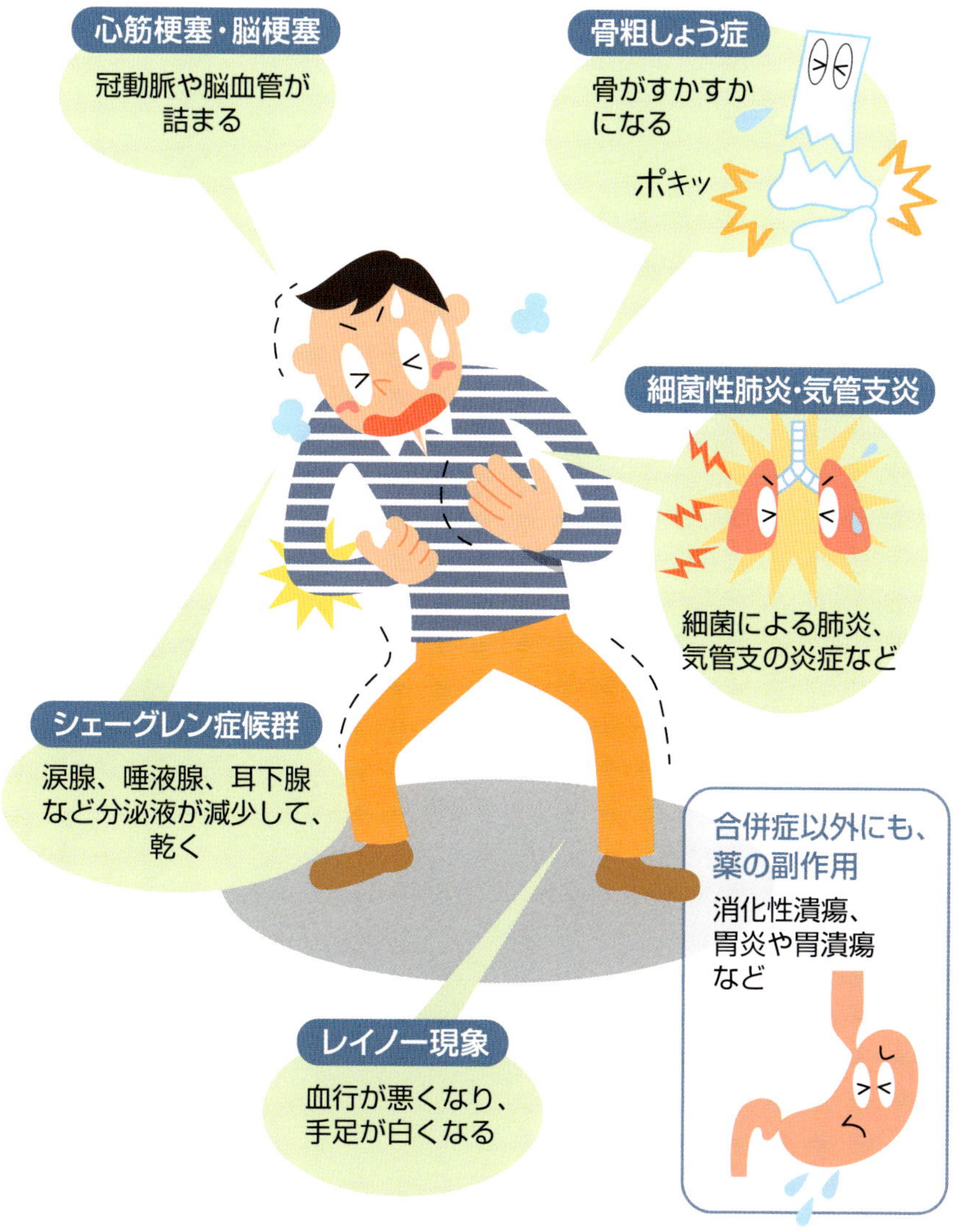
心筋梗塞・脳梗塞
冠動脈や脳血管が詰まる
骨粗しょう症
骨がすかすかになる
ポキッ
細菌性肺炎・気管支炎
細菌による肺炎、気管支の炎症など
シェーグレン症候群
涙腺、唾液腺、耳下腺など分泌液が減少して、乾く
レイノー現象
血行が悪くなり、手足が白くなる
合併症以外にも、薬の副作用
消化性潰瘍、胃炎や胃潰瘍など

関節リウマチの予防法はあるのか

危険因子を排除すれば発症率は抑えられる

関節リウマチに予防法はあるのでしょうか。

関節リウマチの原因は、いまだに不明なところが多いのですが、遺伝的要因が関わっているとされています。関節リウマチは膠原病の一つですが、関節リウマチの患者さんの家族で、シェーグレン症候群などの膠原病にかかる例が少なくないためです。

しかし、関節リウマチの患者さんの子が関節リウマチを発症するとは限らず、明らかな遺伝病ではありません。

現在では、関節リウマチは遺伝的要因を背景に環境的な要因が加わり、発症すると考えられています。

環境要因では、女性は出産をきっかけとして発症することが少なくありません。また、妊娠や出産などで、関節リウマチの状態が良くなったり悪化したりすることから、女性ホルモンの状態との関連が推測されています。

男性では、喫煙がきっかけとなる場合の多いことがわかっています。

ほかに、けがや強い精神的なストレス、過労などを引き金に、発症することが多いこともわかっています。

また、近年は口腔内や腸内の細菌のバランスと関節リウマチの関連が指摘されています。

そこで、関節リウマチの疑いがあったり、関節リウマチの症状を治療で抑えている人は、これらの危険因子を排除することが有効と考えられます。

治療中の患者さんの生活上の注意点は、喫煙を止めること、過度のストレスや過労は避ける、十分な睡眠をとる、バランスのよい食生活、口腔内を清潔に保つといった基本的なことも大切です。

関節リウマチの予防できる！？

関節リウマチの原因は、いまだに解明されていない

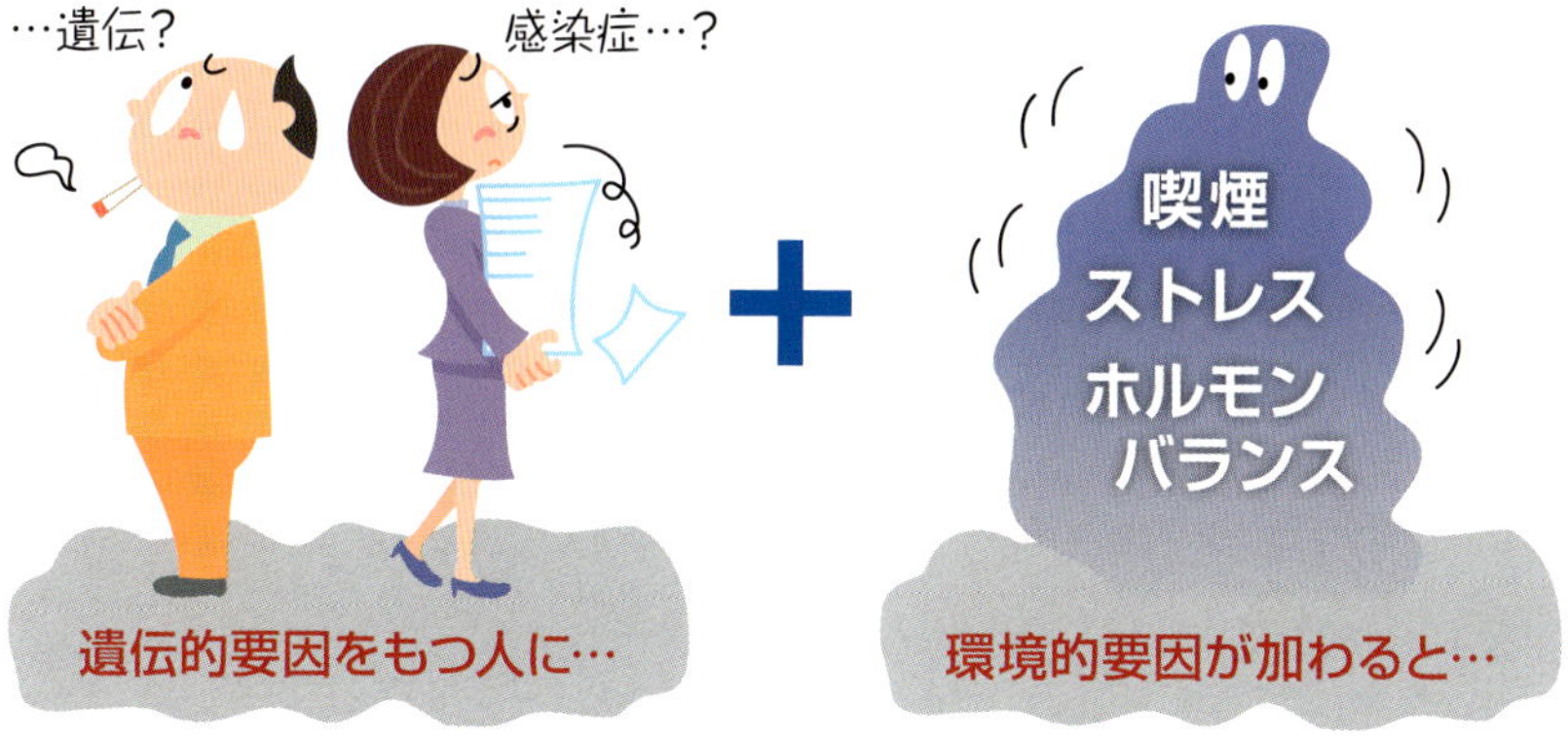
…遺伝？
感染症…？
遺伝的要因をもつ人に…
＋
喫煙
ストレス
ホルモンバランス
環境的要因が加わると…

＝

関節リウマチ発症！

↓

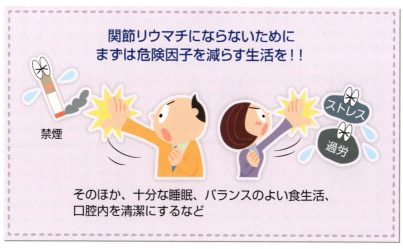

関節リウマチにならないために
まずは危険因子を減らす生活を！！

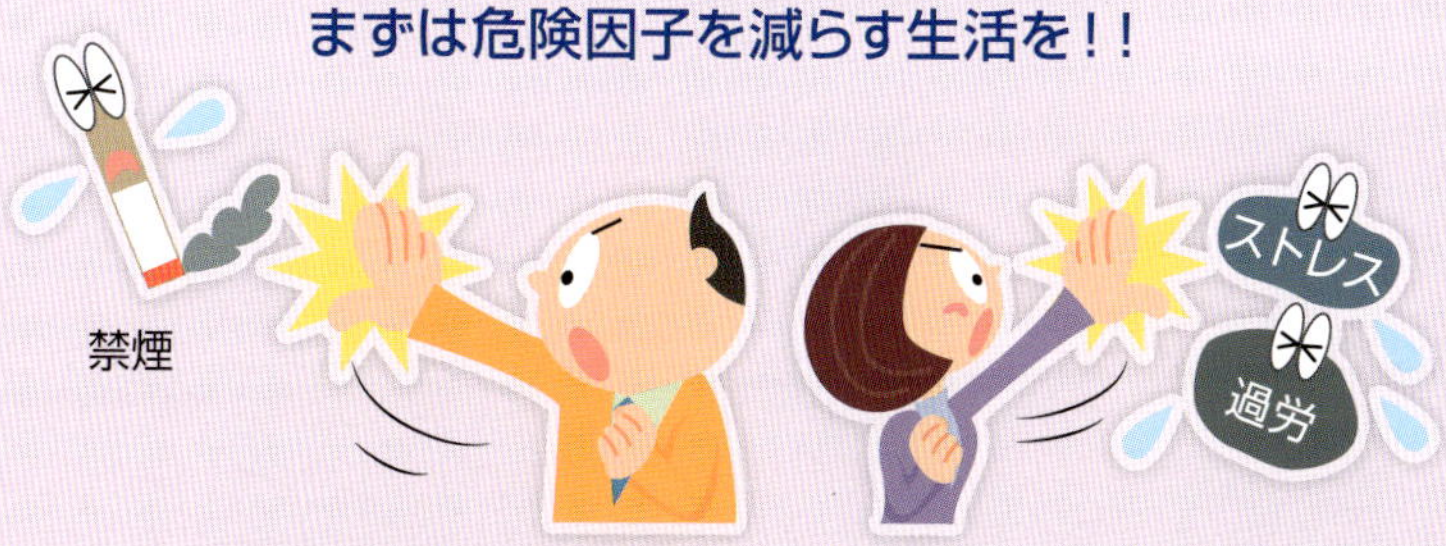
禁煙
ストレス
過労

そのほか、十分な睡眠、バランスのよい食生活、
口腔内を清潔にするなど

早期発見・早期治療が重要

疑わしければ、まず受診を

これまでに繰り返し説明したように、関節リウマチで破壊された関節は、薬でもとに戻ることがありません。また、関節リウマチの炎症は、症状が進むほど、抑えるのが難しくなっていきます。

関節リウマチは「治らない病気」というイメージがあり、病名がつくのを恐れてしまう人もいるかもしれません。

しかし、近年優れた治療薬が登場したことで、関節リウマチの治療は大きく変わりました。詳しくは後で触れますが、関節リウマチはコントロール可能な、「つきあっていくことができる病気」へと変化しています。

関節リウマチは、関節で起こる〝火事〟に例えられます。炎症のはじめ、小さなぼやの段階ならば、簡単に火を消すことができ、被害も少なくて済みます。つまり、関節の炎症を抑え、正常な関節と変わらない状態を保つこともできます。

しかし、放置して炎の勢いが強くなってしまうと、消火するのも大変で焼野原のようになり、消火できたとしても、被害が大きくなることを免れません。症状が加速度的に進むようになり、関節の機能も損なわれるということです。

ですから、何よりも避けるべきなのは、治療が遅れ、症状が進んでしまうことです。

朝のこわばり、関節の痛みや腫れ、全身の発熱や疲労感などの「きざし」に気づくことが大切です。

そして、疑わしいところがあるのなら、まず病院を受診しましょう。ほかの多くの病気でも、早期治療により予後がよくなるものです。その意味でも、早めの受診は大切です。

病院へ行くのをためらわないで

関節リウマチは関節で起こる“火事”に例えられる

炎症のはじめは…

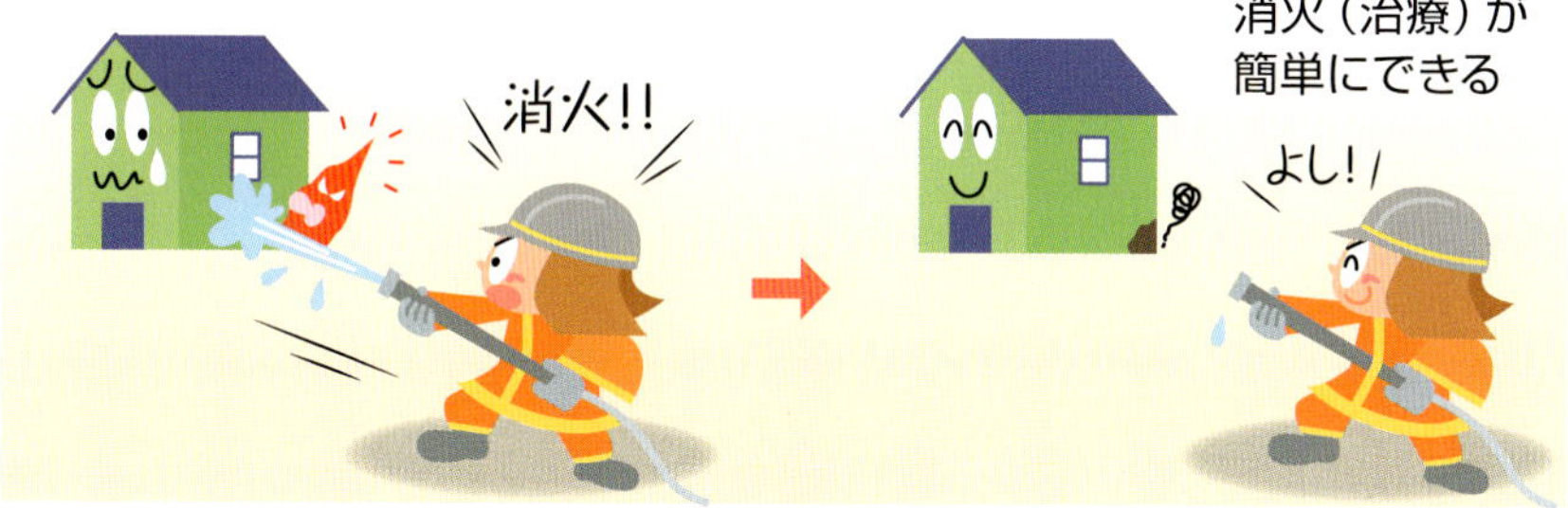
消火!!
消火（治療）が
簡単にできる
よし!

ところが放置して火の勢いが強くなると…

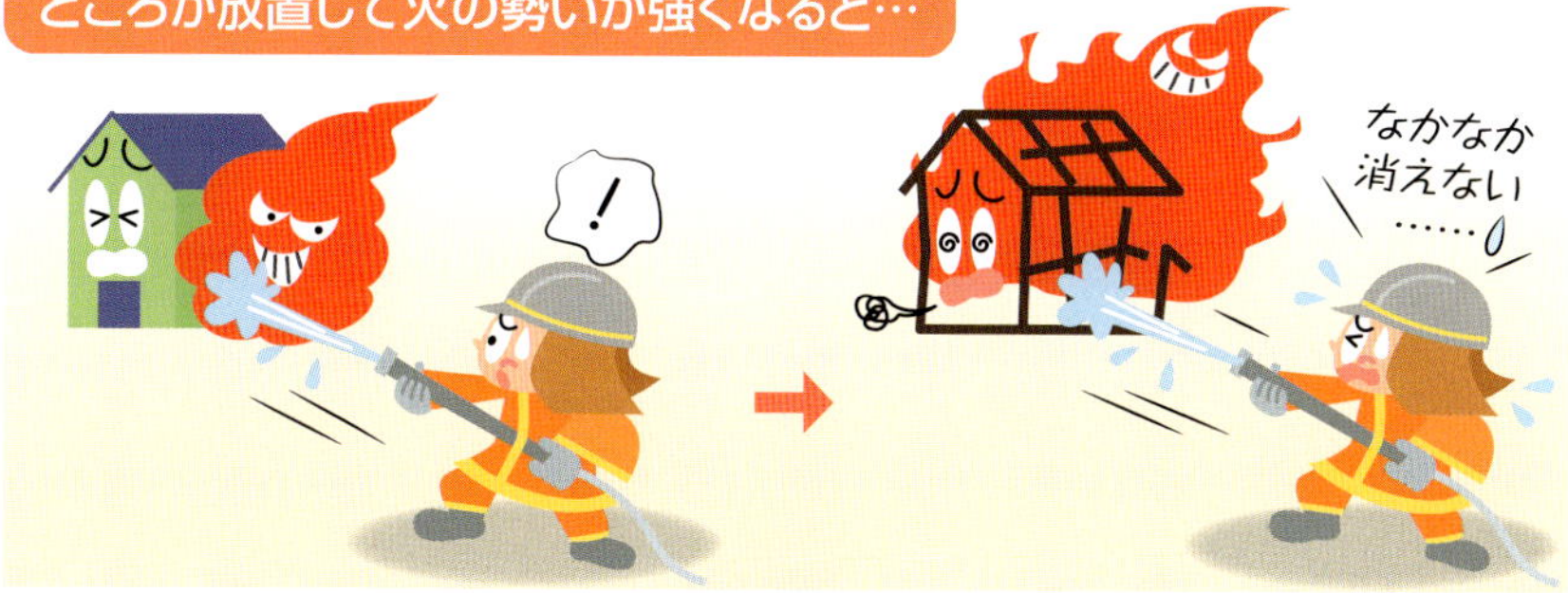
!
なかなか
消えない
……

被害（症状）が大きくならない前に…

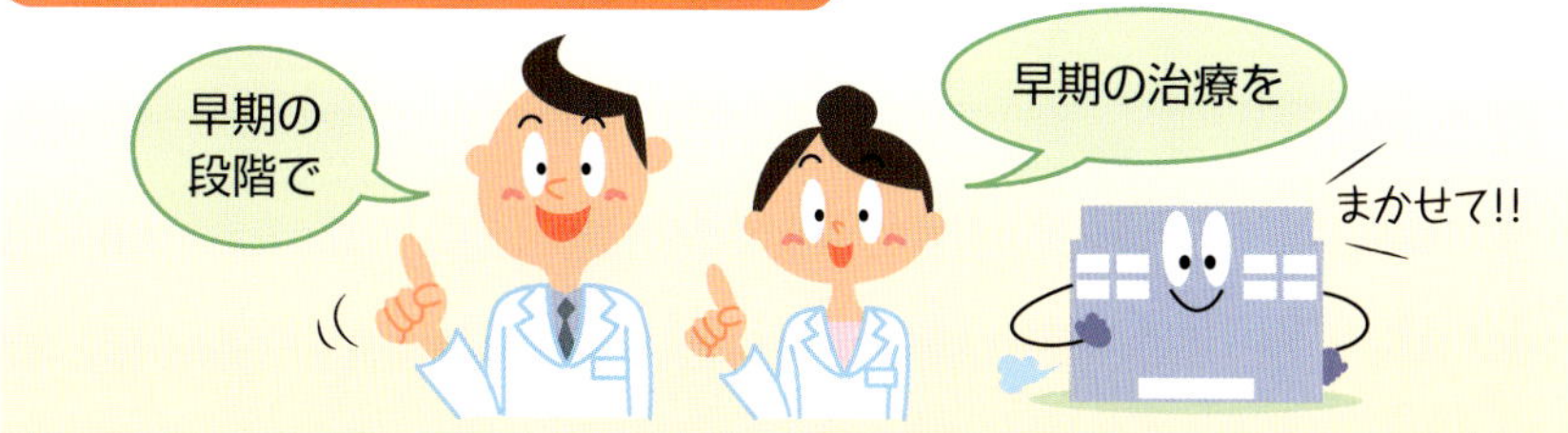
早期の
段階で
早期の治療を
まかせて!!

疑わしいことがあるなら、まずは病院で受診を!!

column

「リウマチ熱」って、関節リウマチから起こるの？

「リウマチ熱（RF：rheumatic fever)」という病気があります。

5歳～15歳の子どもに多く発症する病気で、喉の痛みから始まることが多く、高熱になり、関節に炎症が起こり痛みもあります。症状が進むと、体のあちこちで関節痛が起きます。また、心臓に炎症が起こると、胸痛や動悸などの症状が現れたり、心臓弁膜症の原因となります。

そのリウマチ熱という病名ですが、関節リウマチの症状の1つなのでしょうか？

実は、リウマチ熱は、関節リウマチとは別の病気です。関節リウマチで起こる発熱を指すものでもありません。

リウマチ熱は、かつては「急性関節リウマチ」とも呼ばれたのですが、*溶連菌《ようれんきん》に感染することで起こることがわかりました。

治療はペニシリンなどの抗生物質を投与し、10日～2週間ほどでよくなります。関節の痛みを抑えるために、鎮痛薬や抗炎症薬などを使うこともあります。

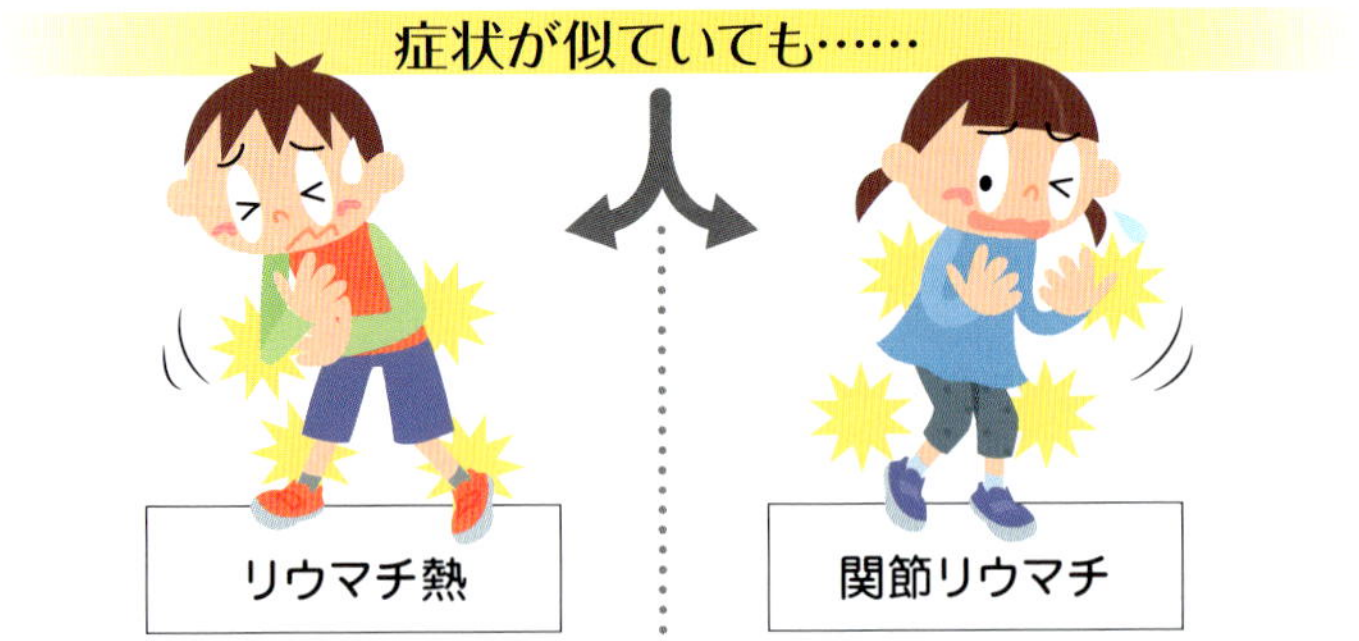

用語解説 溶連菌　溶血性連鎖球菌と呼ばれる細菌。喉に感染して、咽頭炎や扁桃炎、発熱などを引き起こす。リウマチ熱などを併発することがある。

第2章

関節リウマチの検査と診断

「関節リウマチ」の検査と診断について説明します。病気が疑われるときは身体の状態を調べ（検査）、正確な診断を受けることが大切です。必要なポイントを紹介します。

関節リウマチはどの診療科に行けばよいか？

リウマチ専門医・指導医がいる医療機関へ

関節リウマチが疑われるとき、どの診療科を受診するのがよいでしょうか？　手足の関節にこわばりや腫れなどが出ていれば整形外科でしょうか？　他の病気の可能性も考え、まずは内科でしょうか？

関節リウマチが疑われる人は、内科や整形外科のなかでも、リウマチ科や膠原病内科、リウマチ外科などを標榜している医療機関で、リウマチの専門医を受診するべきなのです。

関節リウマチには学会で採用されている診断基準（64頁〜参照）がありますが、それを用いても診断するのが簡単な病気ではありません。似た症状のある病気は多く、症状の現れ方も患者さんによって異なるからです。特に、初期症状は、リウマチ専門医でも診断が難しいのです。

しかも近年、関節リウマチは、発症から1年以内に、関節の破壊が急速に進んでしまうことがわかってきました。どれだけ早く適切な治療を受け、関節の破壊を抑えられるかが、患者さんのこれからの生活の質を維持するためにも大切になってきます。

リウマチ科、リウマチ外科を受診するほか、リウマチ専門医のいる病院を探すこともできます。日本リウマチ学会認定の「リウマチ専門医」、日本整形外科学会の「認定リウマチ医」は、関節リウマチやリウマチ性疾患を専門に学び、資格認定試験を経た医師です。各々の学会のホームページでは地域別に専門医がいる医療機関を探すことができます。

また、関節リウマチの治療は主に、リウマチ科や膠原病内科で行いますが、手術が必要なときは整形外科やリウマチ外科、理学療法が必要な場合には、リハビリテーション科での治療も検討されます。

関節リウマチが疑われるなら、専門医のいる医療機関へ

関節リウマチの診断は難しい

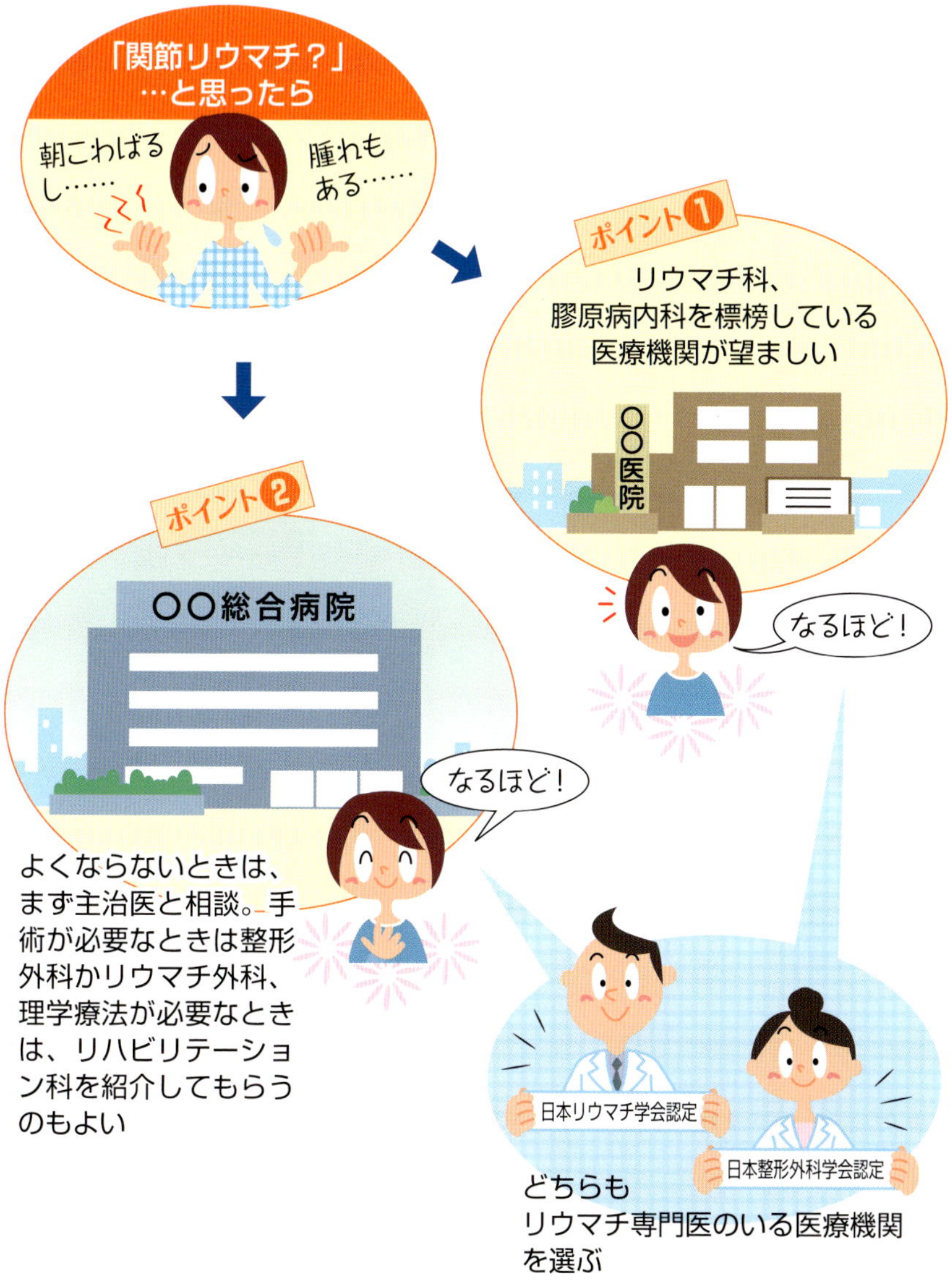

受診の前に準備すること

関節リウマチの疑いがあって医療機関を受診するとき、あらかじめ準備しておきたいことがあります。

医師が正確な診断をするためには、患者さんについて正しく知る必要があります。関節リウマチの診断で必ず行われる「問診」も、そのための大切な機会です。

問診では、関節リウマチかもしれないと疑うに至った、違和感や不安をきちんと医師に伝える必要があります。それらを情報として整理しておくのです。違和感、こわばりなどの場所や痛み、いつから始まり、どのように変化し、続いたかなどは大切な情報となります。次の項目を参考に、メモに書き出しておくとよいでしょう。

・**朝のこわばり**——いつから始まり、目覚めてからどれくらいの時間続き、いつ楽になるのか、どの程度の違和感であるかなど。

・**関節の痛み**——いつから・どこが・どのように痛むか、痛みはどれくらい続くか、対になる関節は痛むか、動かさなくても痛むかなど。

・**関節の腫れ**——いつから・どこが腫れているか、対になる関節はどうか、触って熱っぽさはあるか。

・**圧痛《あっつう》***——関節を押すと痛むか、動かすとどうか、何もしないと痛まないか、関節を横から指で挟んで押すと痛むかなど。

・**その他**——疲労感や倦怠感はあるか、熱（微熱）が続くことはないか、食欲不振はあるかなど。

・**家族歴・病歴**——家族にリウマチ・膠原病の人はいないか。治療中の病気、これまでにかかったことのある病気など。お薬手帳があれば持参します。

気をつけたいのが、関節リウマチでは、症状が出た後に、進行が弱まったり、症状がよくなることです。

過去に気になった症状があればきちんと思い出し、医師に伝えるようにしましょう。

用語解説　圧痛　身体を手などで押したときに感じる痛み。痛みのある関節の数（圧痛関節数）は、関節リウマチの病気の勢いがどのくらいかという評価にも使われる。

正確な診断のためにしておきたいこと

「問診」できちんと医師に伝えられるよう、あらかじめメモをとり、情報の整理をしておくことが大切

情報を伝えるポイント

1 朝のこわばり

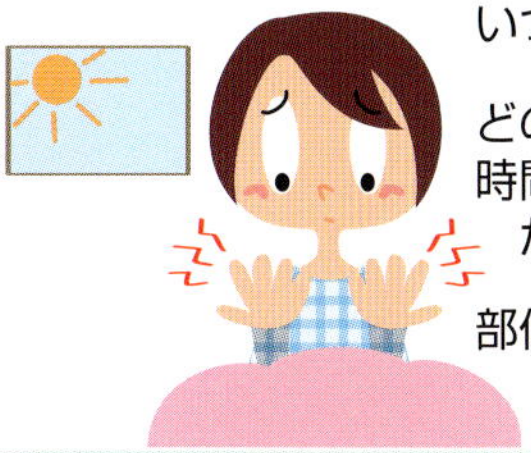

いつからか？

どのくらいの時間、続くのか？

部位は？

2 関節の痛み

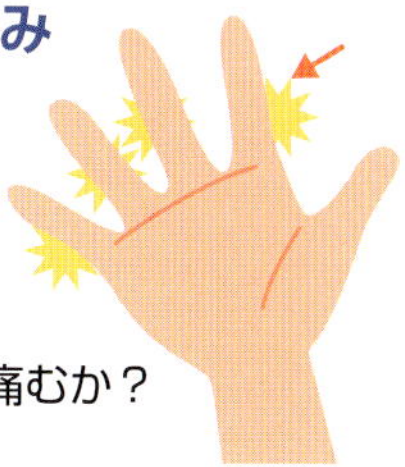

いつから、どこがどのように痛むのか？

動かさなくても痛むか？

3 関節の腫れ

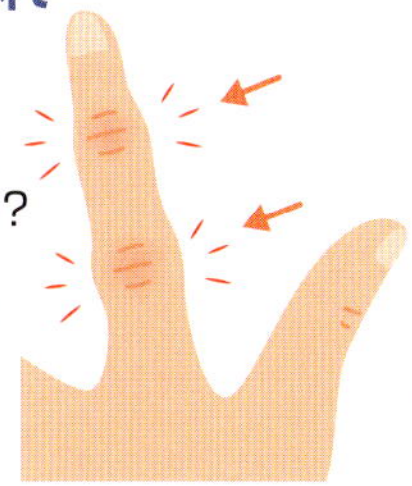

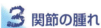

いつから、どこが腫れているか？

触って熱っぽさはあるか？

4 圧 痛

関節を押すと痛むか？

動かすと痛むか？

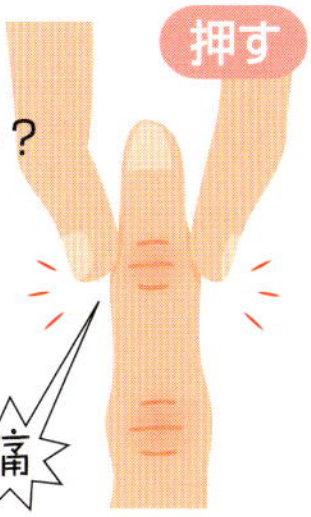

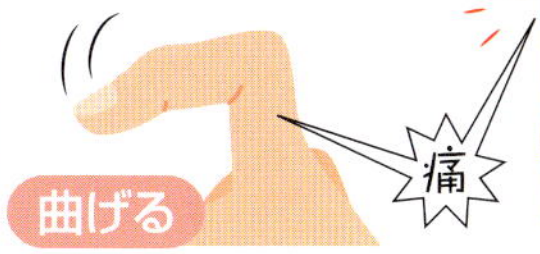

5 そのほか

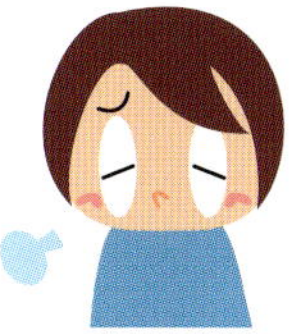

疲労感、倦怠感はあるか？

熱（微熱）が続くことはあるか？

食欲は？

6 家族歴・病歴

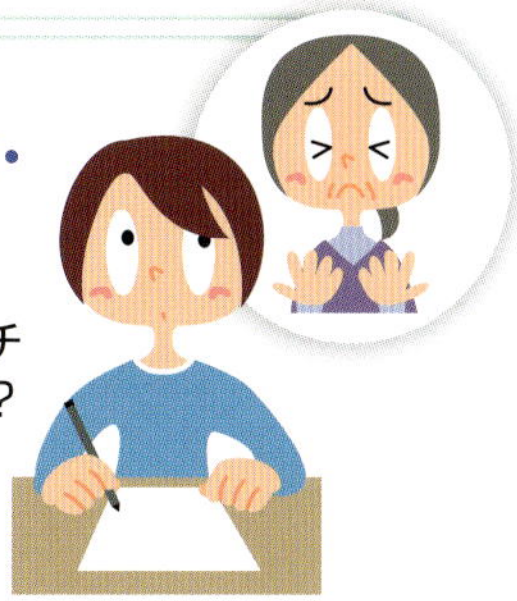

家族にリウマチの人はいるか？

他の病気にかかっているか？

そのほか、過去に気になった症状があればきちんと思い出し、医師に伝えることが大切

関節リウマチの検査

問診、視診、触診

関節リウマチでは、医師による診察が必要です。まず行われるのは、「問診」です。医師から症状についてさまざまな質問があります。

問診で得られる情報は、医師にとってあなたの身体の状態を知るために検査結果と同様に重要なものです。医師からの質問には、しっかり答えましょう。前項で整理した自覚症状を整理したメモが役立ちます。また、不安なこと、家族歴なども伝えましょう。

問診と同時に、医師は「視診」と「触診」も行います。これは、関節などの状態を医師が目で見たり、触ったりして確かめるものです。

患者さんが痛みを感じている関節が、腫れているかどうかは重要です。また、初期から症状が現れやすい手指の関節については、どの関節で腫れが起きているか、動きはどうかなど、関節の動く範囲（可動域）を診察します。

ほかにも関節に触れることで、腫れが熱を持っているか、腫れが柔らかいかなど、腫れていない関節と比べて確かめます。

関節リウマチの診断には、特定の症状や検査結果のような、決め手となるものがありません。医師は、検査結果や病歴をはじめ、いろいろな情報から総合的に判断しなければなりません。

関節に症状が出る病気は、変形性関節症をはじめ、200以上あるとされています。関節リウマチと思われる症状であっても、ほかの病気が隠れていないかを慎重に診断します。

なお、診断には、検査を含め複数回の診察が必要になることもあります。

病院で最初に行う検査

問診

自覚症状など、情報を整理したメモを
活用し、正確に伝えよう

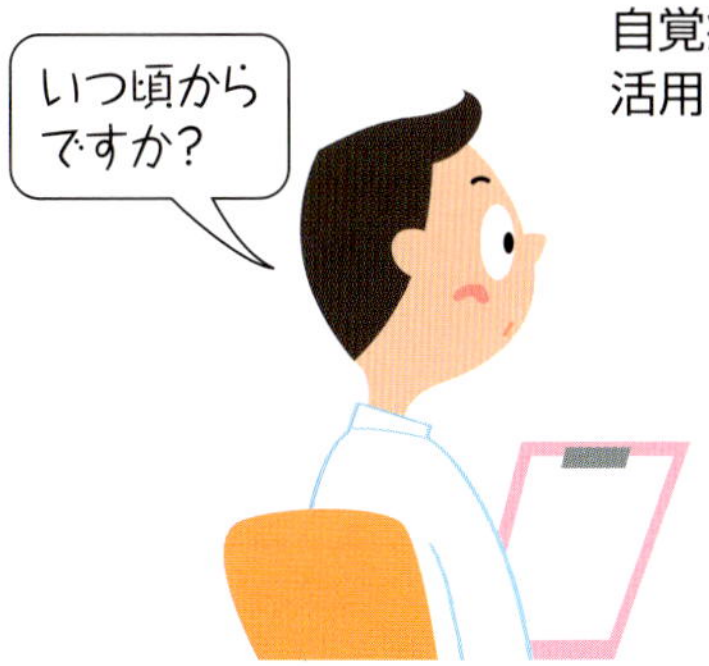
いつ頃から
ですか？

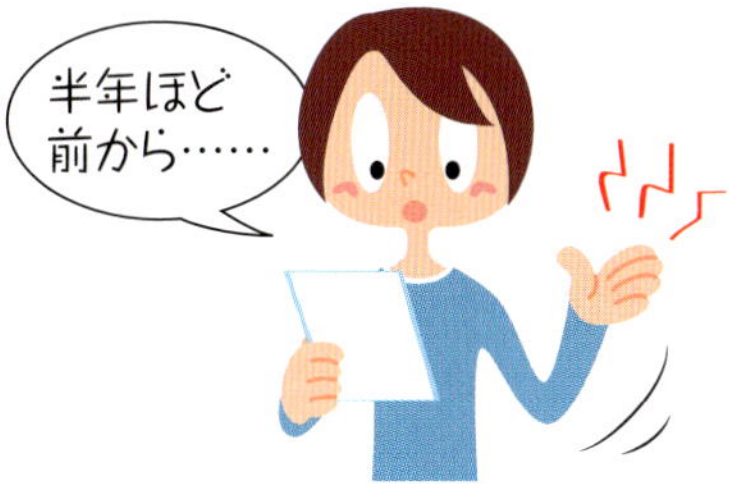
半年ほど
前から……

視診

腫れはどの関節で起きて
いるか？
動きや形はどうかなどを
みていく

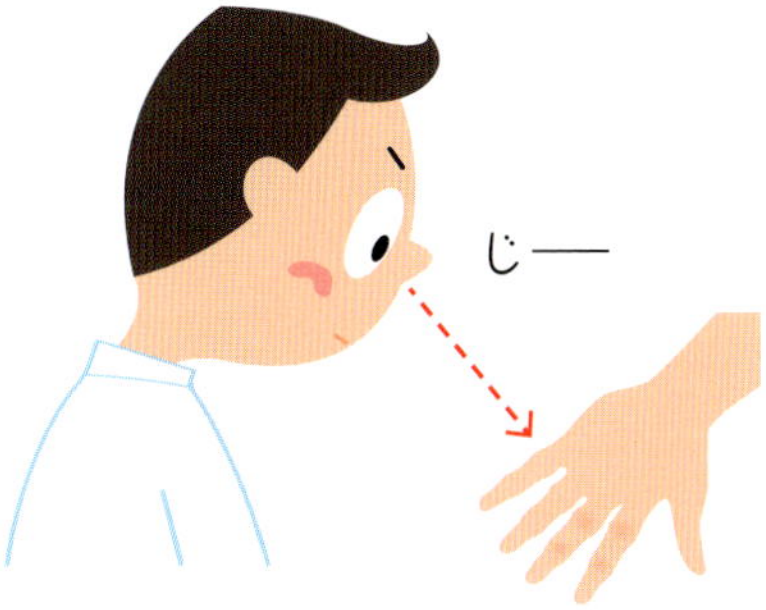
じーー

触診

腫れが熱をもっているか？
腫れが柔らかいか？
など、腫れていない関節と
比べて確認する

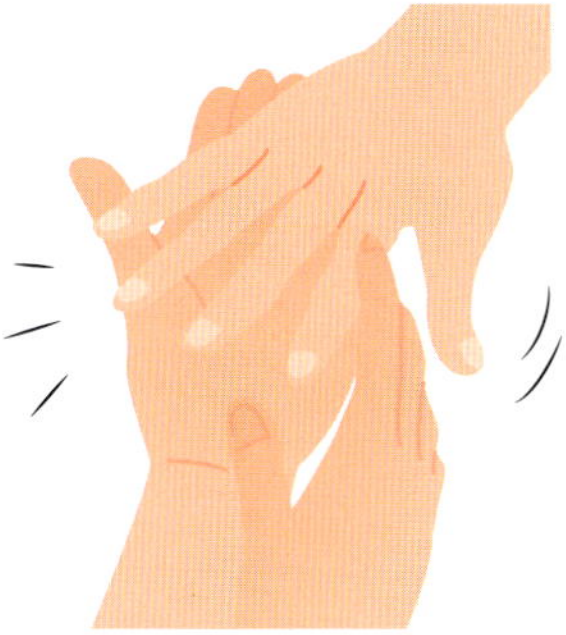

これらの検査によって、ほかに病気が隠れていない
かも慎重に診断される

血沈、CRP―血液検査①

関節リウマチの血液検査では、大きく分けて炎症反応と免疫異常の2つがわかります。

まず、炎症反応について説明しましょう。

関節リウマチでは、関節で慢性的に炎症が起きています。血液検査の「血沈」と「CRP（C反応性たんぱく）」によって、炎症反応＝関節リウマチの勢いを調べることができます。

血沈とは、赤血球沈降速度、赤沈とも呼ばれ、血液中の赤血球が沈む速度を調べるものです。静止した試験管の中に血液を入れ、1時間にどれくらいの赤血球が底に沈むかを測ります。

正常値は、男性が10㎜以下、女性が20㎜以下です。関節リウマチが進む（炎症が進む）と値が大きくなり、100㎜を超えることもあります。

ただし、血沈は貧血などでも値が高くなるので、CRPの値と合わせて考える必要があります。CRPは、肝臓で作られるC反応性たんぱくのことです。

関節リウマチで炎症が起きるとき、インターロイキン-6などの炎症性サイトカイン（26頁参照）が増えます。これが刺激となって、肝臓ではCRPを作り始めます。つまり、血液中のCRP値に変化があれば、からだのどこかに炎症が起きているということです。

基準値は0.3㎎／㎗以下。炎症が強いときには、10㎎／㎗を超えることもあります。

なお、CRPは炎症が強いときに急激に増えるため、「急性期反応物質」とも呼ばれています。

関節リウマチの活動期には貧血がみられることから「血色素量」（貧血検査）、同様に血小板*の数が増加することから「血小板数」検査、そのほか病態の診断には必ず生化学的検査が必要です。

血沈とCRPは関節リウマチの勢いを知ることができる検査なので、治療が始まってからも治療薬の効きめを確認するなど、継続して調べます。

用語解説 血小板　血液に含まれる血球の1つで、形はさまざま。血管が破れたときに集まって固まり（凝固）、出血を止める役割を果たしている。

関節リウマチの血液検査 ①

血沈（赤血球沈降速度、赤沈）を調べる

試験管のなかで血液中の赤血球が沈む速度を調べる

基準値	男性：10 ㎜以下	
	女性：20 ㎜以下	

炎症があれば、赤血球の沈む速度が増すため、値が増加する

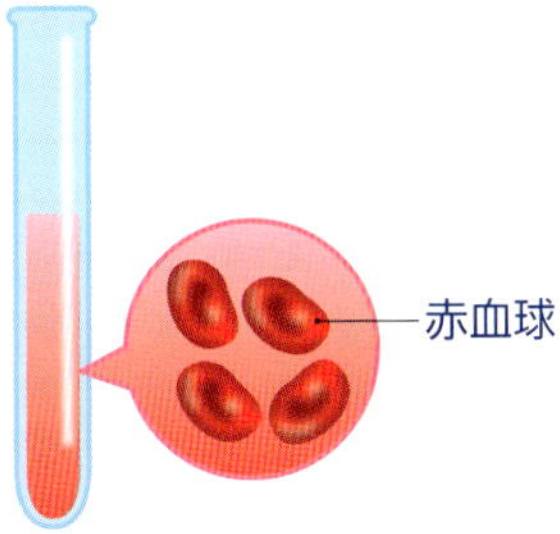

ＣＲＰ（Ｃ反応性たんぱく）を調べる

ＣＲＰは炎症があるときに肝臓でつくられるたんぱく質の一種

基準値	0.3mg/dℓ以下

数値が高い場合、炎症があると認められる

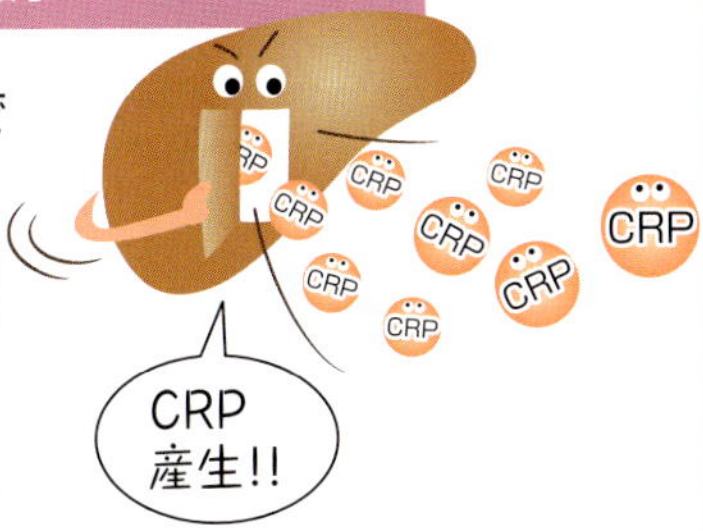

そのほか活動期にみられる血液成分の変化を調べる

減少するもの

血色素量
(赤血球・貧血検査)、
血清総たんぱく、
血清アルブミン

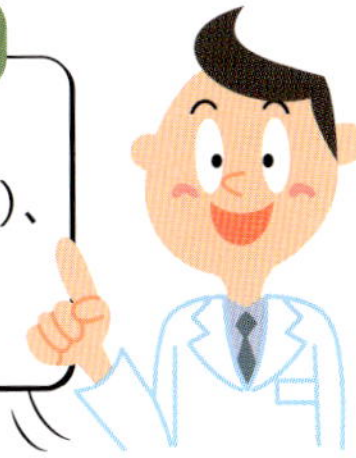

増加するもの

血小板、グロブリン、
アルカリホスファターゼ

リウマトイド因子、抗CCP抗体、メタロプロテイナーゼ3ー血液検査②

血液検査では、関節リウマチで見られる主な〝悪玉〟である自己抗体のリウマトイド因子や抗CCP抗体、酵素の一種のメタロプロテイナーゼ3も調べます。

免疫は、本来身体に侵入した細菌やウイルスなどの異物を見分けて攻撃し、身体を守るものです。ところが、自分自身を敵とみなして攻撃させてしまうのが、自己抗体です。

リウマトイド因子は、血中に多く含まれるIgG(immunoglobulin G：免疫グロブリンG）という抗体をターゲットに働く自己抗体です。

リウマトイド因子を測る方法はいくつかあり、一般的に「リウマチ反応」と呼ばれています。ただ、リウマチ反応の結果の解釈には注意が必要です。

関節リウマチ患者さんの75％でリウマトイド因子が基準値を超え、活動期には高値を示します。しかし、残り25％の患者さんでは陰性です。また、リウマトイド因子が高値でも、関節リウマチを発症しない人もいるのです。また、リウマチ以外の膠原病や肝臓の悪い人でも陽性になることがあります。

抗CCP抗体は、環状シトルリン化ペプチド（CCP）というたんぱく質の一種に対する抗体です。

抗CCP抗体は、75％の症例で関節リウマチの初期から検出されるため、特に早期関節リウマチの診断に役立ちます。また、この値が高いと関節破壊の進行が速いので、注意が必要です。リウマチ以外の他の病気で陽性になることはまずありません。

メタロプロテイナーゼ3（MMP-3：matrix metalloproteinase 3）は、関節の滑膜の中でつくられる酵素です。炎症性サイトカインの刺激で増加します。関節リウマチの炎症が収まると減るため、治療薬の効果を確かめるためにも使われます。

関節リウマチの血液検査 ②

関節リウマチで見られる主な悪玉は以下の3つ

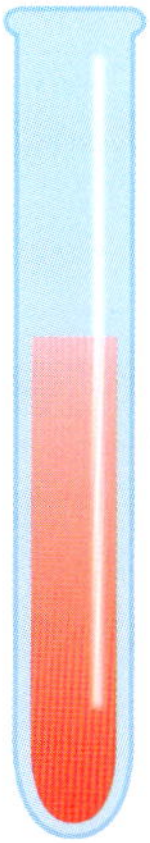

1 リウマトイド因子

血中に含まれるIgG(免疫グロブリンG)をターゲットにする自己抗体

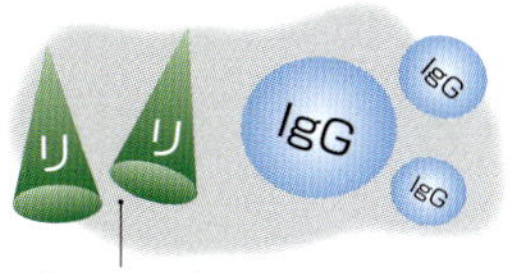

注 ただし、関節リウマチ患者さんの25%は陰性。リウマチ因子が高値でも、関節リウマチを発症しないことも!

2 抗CCP抗体

滑膜でつくられる環状シトルリン化ペプチド(CCP)というたんぱく質の一種に対する抗体。発症初期から検出されるため、早期の診断に役立つ

注 この値が高いと関節破壊の進行が早いので、要注意!

3 メタロプロテイナーゼ3(MMP-3)

炎症性のサイトカインの刺激で増加する。炎症が収まると減少するため、治療薬の効果を確かめる目安にもなる

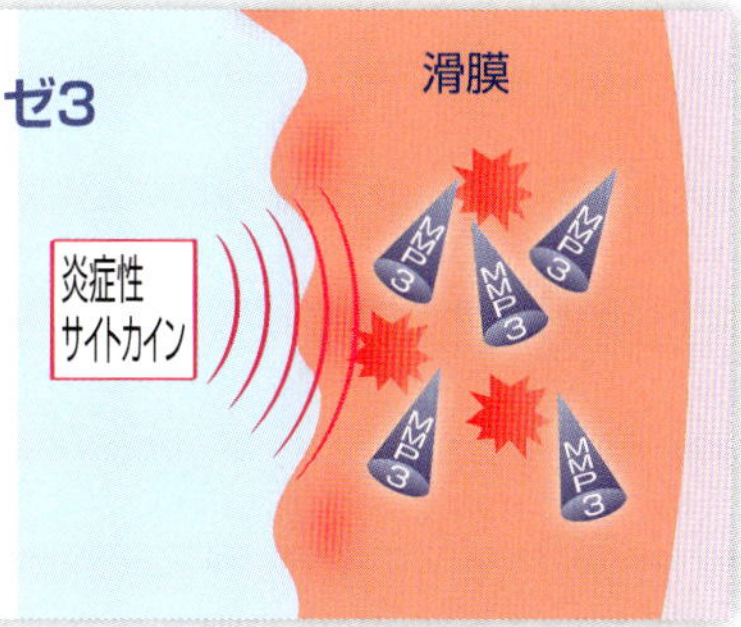

画像診断

関節リウマチの画像診断は、視診ではわからない関節内部の様子を確かめるためのものです。

例えば、腫れている関節を画像で観察したときに、骨のトゲのような変形が見つかった場合、これは変形性関節症の典型的な所見であるため、関節リウマチではないと診断できるのです。

レントゲン（X線）検査は、X線により関節などを撮影する、もっとも基本的な画像診断です。画像からは、関節や内部の組織の腫れている様子、関節のすきまが狭くなる様子、骨がスカスカになっていく骨粗しょう症などが確かめられます。

症状が進むと、関節付近の骨がただれて細かく虫食いのように欠ける「骨びらん」、さらに進行して骨と骨が融合してしまう「骨強直《こつきょうちょく》」などがわかります。

また、関節の状態を画像で確認することは、病気の進行や薬の効きめを知るためにも役立つため、治療中も必要に応じて検査が行われます。

超音波（エコー）検査は、超音波を使って患部の状態を観察します。*滑膜《かつまく》組織の血液の評価と骨びらんの有無を早期から知ることができます。このため、比較的早期の段階から関節リウマチの異常を確かめることができ、大変有用です。ただ、骨の中は観察できません。

CT（コンピューター断層撮影）検査は、X線を用いて人体の輪切りの画像を撮影するものです。頸椎や大腿骨頭などの状態を確かめるのに役立ちます。

MRI（磁気共鳴画像）検査は、非常に強い磁石と電磁波を使って、さまざまな角度からの画像が得られます。骨の中や関節内の柔らかい組織も撮影できるため、滑膜増殖の有無、その程度を知ることができ、早期の関節リウマチの診断に役立ちます。

用語解説 滑膜　関節で、上下の骨の結合部分を包んでいる関節包という膜状の組織のうち、内側の層。関節液という液体を分泌している。

関節リウマチの画像診断

関節内部の様子を画像診断で確かめる

レントゲン（X線）検査

- 画像から、関節や内部の状態などがわかる

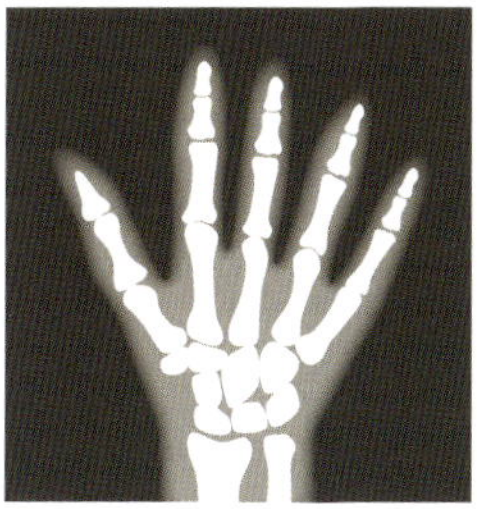

超音波（エコー）検査

- 患部に超音波を当てて、血液の流れ方、骨びらんの有無などを調べる

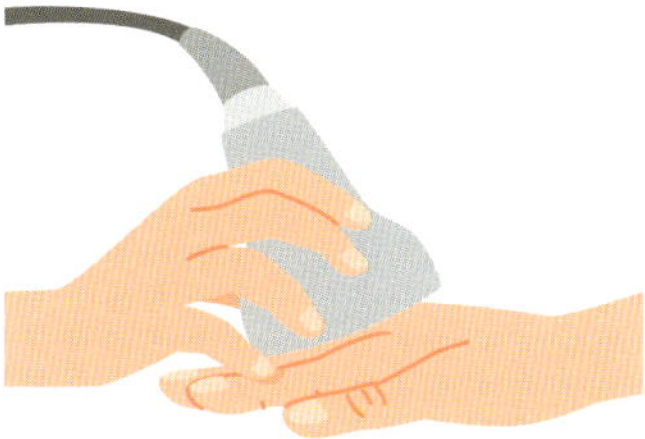

CT（コンピューター断層撮影）検査

- X線を用いて人体の輪切りの画像を撮影する

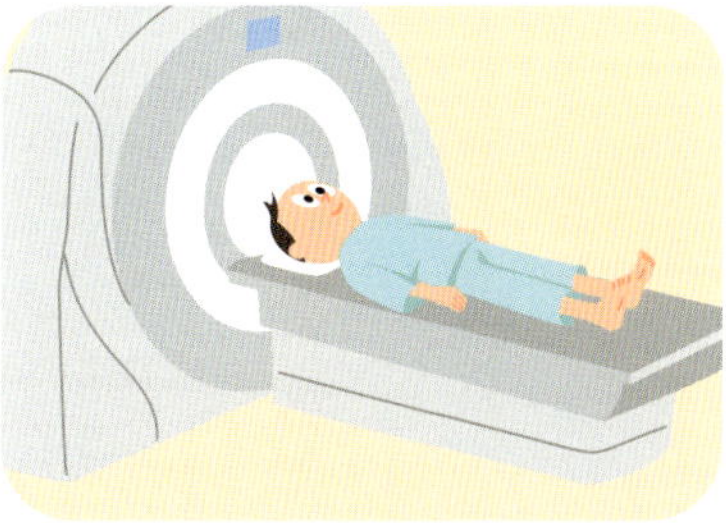

MRI（磁気共鳴画像）検査

- 強い磁石と電磁波で、さまざまな角度から画像を撮影する

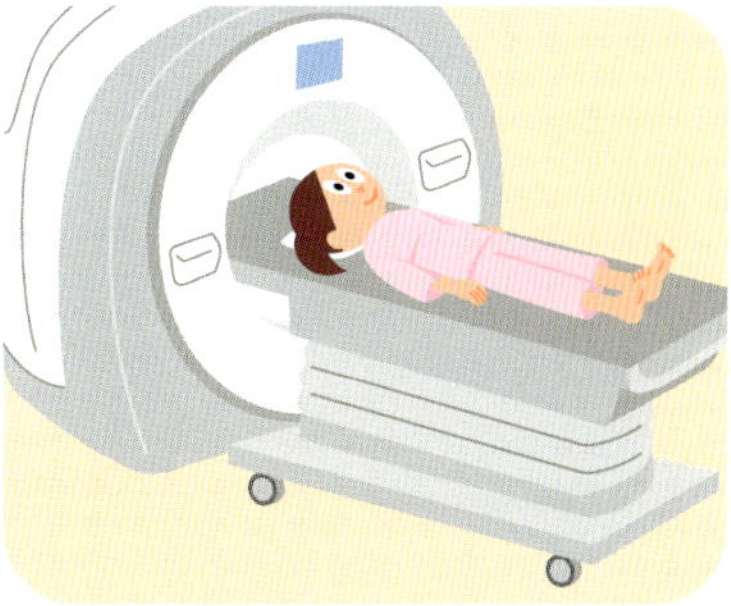

関節リウマチの診断

早期の関節リウマチでも診断が可能

関節リウマチの診断には、2010年にアメリカリウマチ学会（ACR）とヨーロッパリウマチ学会（EULAR）が定めた「関節リウマチ分類基準」が使われています。

この分類基準の一番の特徴は、関節リウマチを早期の段階で診断できることにあります。

それまで使われていた基準は、関節リウマチが進行しないと診断がつかなかったのですが、新基準では発症6カ月以内で診断がつけられます。これにより早期に治療をスタートすることが可能になりました。

対象となるのは、1つ以上明らかに腫れた関節があり、それが関節リウマチ以外では説明できないケースです。

左頁の表のように、「腫れ、または圧痛のある関節数」「血液検査における免疫反応」「関節炎が現れるようになってからの期間」「血液検査における炎症反応の有無」の4項目に点数をつけます。

総合点が6点以上になると、関節リウマチと判断されます。

ただし、関節リウマチ分類基準は、ほかの病気と関節リウマチを見分ける目安となるものであり、「診断基準」ではありません。

総合点が6点以上でも関節リウマチではない可能性があります。逆に、総合点が6点以下でも、病歴や画像検査などを総合的に考えたうえで、関節リウマチであると診断されることもあるのです。

次項では、関節リウマチの状態を知るための基準を取り上げます。

関節リウマチの診断に使われる「関節リウマチ分類基準」

対象者　1つ以上明らかに腫れた関節がある

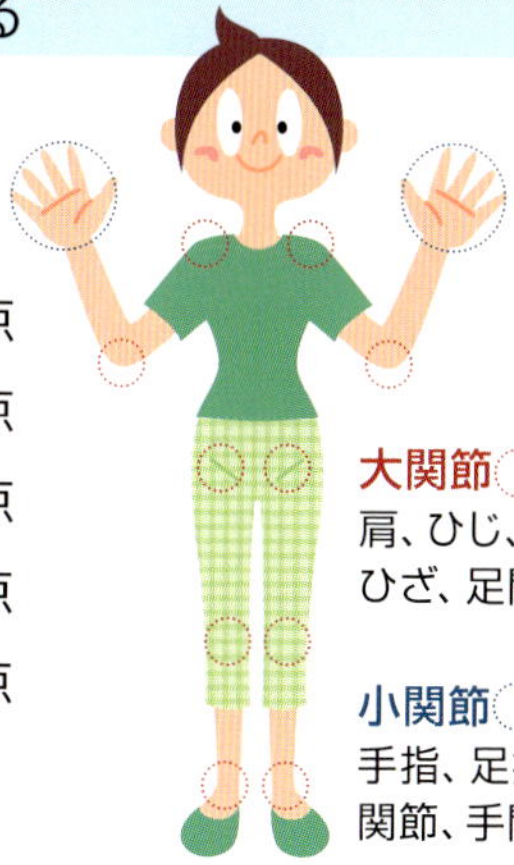

腫れ、または圧痛のある関節数

- 大関節の1カ所 ………………………… **0**点
- 大関節の2～10カ所 ………………… **1**点
- 小関節の1～3カ所 ………………… **2**点
- 小関節の4～10カ所 ………………… **3**点
- 最低1つの小関節を含む11カ所以上‥ **5**点

血液検査における免疫反応

- リウマトイド因子、抗ＣＣＰ抗体の両方が陰性 ………… **0**点
- リウマトイド因子、抗ＣＣＰ抗体のいずれかが低値陽性・**2**点
（正常値上限の３倍未満）
- リウマトイド因子、抗ＣＣＰ抗体のいずれかが高値陽性・**3**点
（正常値上限の３倍以上）

関節炎が現れるようになってからの期間

- ６週間未満 ……………………………………………… **0**点
- ６週間以上 ……………………………………………… **1**点

血液検査における炎症反応の有無

- ＣＲＰ、赤血球沈降速度の両方が正常 ………………… **0**点
- ＣＲＰ、赤血球沈降速度のいずれかが異常 …………… **1**点

リウマチの活動性を判断する

関節リウマチでは、時期によって、痛みや腫れがひどく出る時期と、痛みや腫れが落ち着いて、炎症も治まっている時期があります。

関節リウマチの進行は関節の火事に例えられると紹介しましたが、病気の活動性は、ちょうど火事の勢いのようなものです。火事の勢いが強いときは炎が強くて消すのも難しく、家がどんどん燃えてしまうように、炎症が強いときには、病気の進行も速くなってしまいます。これが病気の勢い＝「疾患活動性」です。

自分の症状の状態を客観的に評価するためには、「DAS《ダス》28（Disease Activity Score）」という、勢いを測るための目安（指標）があります。

「腫れや痛みのある関節の数」「炎症を示す血液検査」「患者さんの全般評価（全身の健康状態の評価）」から、特定の式に当てはめて算出します。

DAS28が、5・1以上ならば高疾患活動性（活発な活動）、3・2〜5・1未満ならば中疾患活動性（中くらい）、3・2未満は低疾患活動性（低い）です。2・6未満は治まっている状態（寛解）になります。

この疾患活動性は、治療のスタート時だけでなく、薬物治療などの効果を評価したり、病気を正しくコントロールできているか確認するために、繰り返し使うものです。

ほかに、SDAI《エスダイ》（Simplified Disease Activity Index）、CDAI《シーダイ》（Clinical Disease Activity Index）などが使われることもあります。

CDAIは、DAS28の「腫れや痛みのある関節の数」「患者さんの全般評価」に加えて「医師の全般評価」が加わり、2・8以下が寛解になります。SDAIは、CDAIの項目にさらにCRP（58頁参照）の値も加えて算出するもので、3・3以下が寛解になります。

“病気の勢い”を評価する指標

DAS28

腫れや痛みのある
関節の数

全身の28カ所の関節のうち、腫れがある関節と痛みのある関節をそれぞれ数える

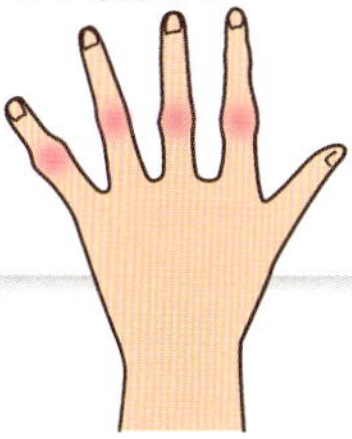

＋

炎症を示す
血液検査

CRP(C反応性たんぱく質)、あるいは赤沈

58頁参照

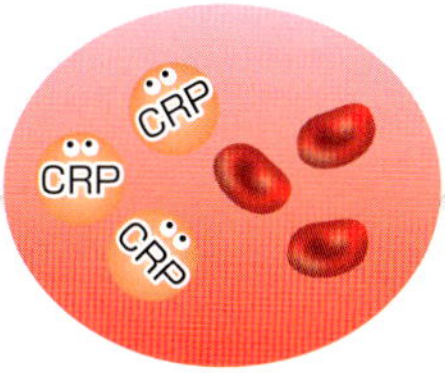

＋

患者さんの
全般評価

全身の健康状態の評価を、「0=症状がない」から「100=最も悪い」のスケール(ミリメートル)を用いて患者さんが示す

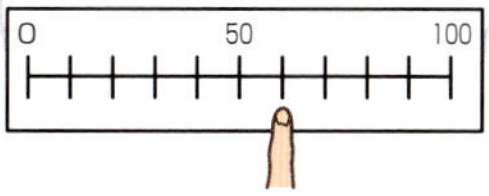

＝

評価

DAS28が

- 5.1以上 ……………… 高疾患活動性（活発な活動）
- 3.2～5.1未満 ……… 中疾患活動性（中くらい）
- 3.2未満 ……………… 低疾患活動性（低い）

そのほか

CDAI

腫れや痛みのある**関節の数** ＋ 患者さんの**全般評価** ＋ 医師の**全般評価** ＝ 2.8以下 寛解

SDAI

腫れや痛みのある**関節の数** ＋ 炎症を示す**血液検査** ＋ 患者さんの**全般評価** ＋ 医師の**全般評価** ＝ 3.3以下 寛解

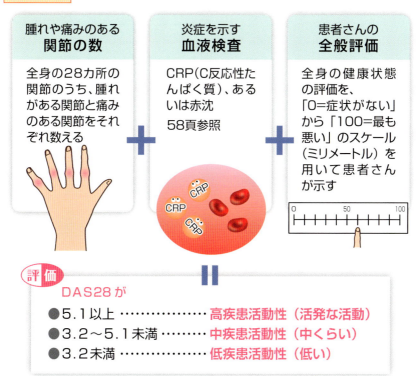

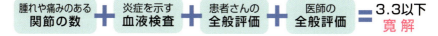

関節リウマチに間違われやすい病気もある

関節リウマチを疑って医療機関を受診しても、すぐに診断できるとは限りません。関節リウマチと間違われやすい病気もあるからです。

関節リウマチと似た症状が現れる主な病気は、それぞれがまた診断が難しいものでもあります。

「全身性エリテマトーデス」をはじめとした、いくつかの膠原病は間違えやすい病気です。

全身性エリテマトーデスは、発熱、倦怠感、蝶の形のような紅斑《こうはん》、全身の痛みなどが特徴で、比較的女性に多く発症します。

「強皮症《きょうひしょう》」は、皮膚や内臓が硬くなっていく病気です。手指の腫れや硬化、関節痛が出ることから、関節リウマチと間違えやすいです。

「皮膚筋炎」「多発性筋炎」は、筋肉に炎症が起きて力が入りにくくなる病気です。痛みや全身の疲労感などもあります。

「リウマチ性多発性筋痛症」は、微熱、食欲不振のほか、肩や腰周辺の筋肉痛の現れる炎症性の病気で、中高年に多い病気です。

合併症でも取り上げたシェーグレン症候群（44頁参照）も、関節リウマチと間違えやすい病気です。

「混合結合組織病」は、全身性エリテマトーデス、多発性筋炎、強皮症など複数の膠原病の症状が混在する病気です。

皮膚病の「乾癬《かんせん》*」から関節炎が現れる「乾癬性関節炎」もあります。ただ、血液検査でリウマトイド因子は陰性になります。

そのほかにも、変形性関節症、ウイルス感染、細菌性関節炎、線維筋痛症など多数あります。線維筋痛症は、全身に激しい痛みと強い疲労感や倦怠感が起き、中高年の特に女性に多い病気です。男性の関節炎でもっとも多い「痛風」も間違われやすい病気です。

用語解説 乾癬　銀白色の鱗のような粉をともなう紅斑が、皮膚に出る病気。紅斑と同時、あるいは紅斑が出たあとに腫れや痛みをともなう関節炎を起こすことがある。

関節リウマチに間違われやすい病気

膠原病

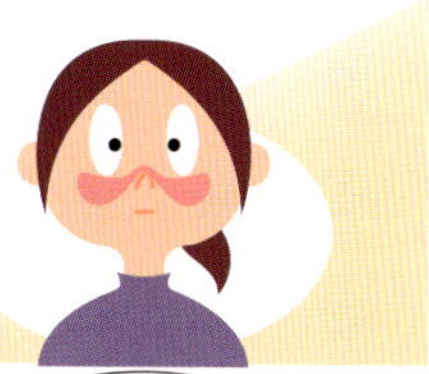

・全身性エリテマトーデス

発熱、倦怠感、蝶の形のような紅斑、
全身の痛みなど

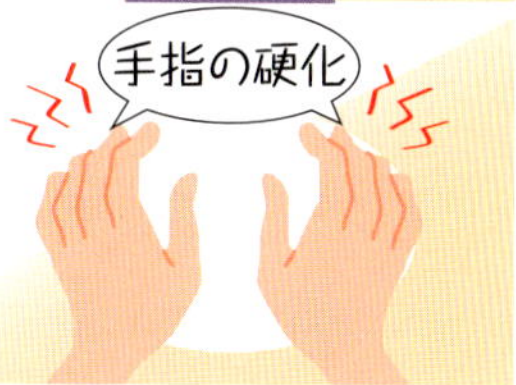
手指の硬化

・強皮症

皮膚や内臓が硬くなる。手指の腫れや
関節痛

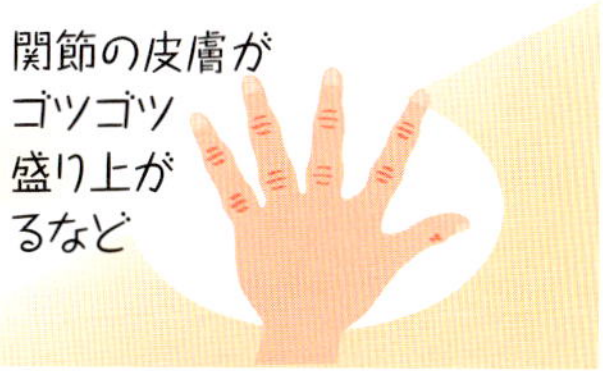
関節の皮膚が
ゴツゴツ
盛り上が
るなど

・皮膚筋炎・多発性筋炎

筋肉に炎症、痛み。全身の疲労感

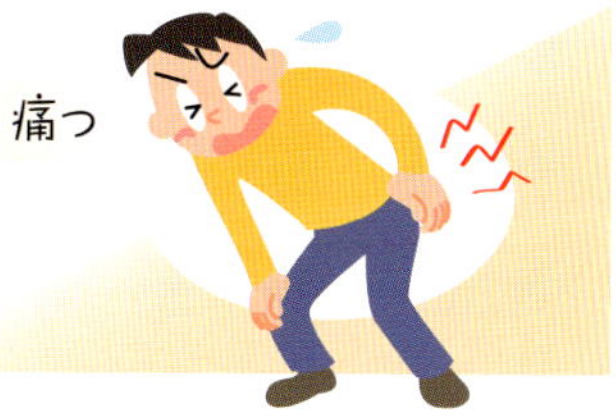
痛っ

・リウマチ性多発性筋痛症

微熱、食欲不振のほか、
肩や腰周辺の筋肉痛など

・混合結合組織病

全身性エリテマトーデス、多発性筋炎、強皮症など複数の膠原病の症状が混在

そのほかの病気

・乾癬性関節炎

皮膚病の乾癬と一緒に関節に炎症が起こる。放置すると骨の破壊まで進行する

・変形性関節症（18頁参照）

加齢や激しいスポーツなどが原因となる関節症

・痛風

男性ではもっとも多い関節炎

関節リウマチと診断されたら

完治は難しいが、寛解を目指す

関節リウマチだと診断されたとき、不安に思う患者さんもいるかもしれません。関節リウマチは進行性の病気のため、「一生治らないのか？」「どんどん悪くなってしまうのでは？」という声も聞かれます。

しかし、関節リウマチには良い治療薬が登場したことで、この10年ほどで関節リウマチの患者さんをめぐる環境は大きく変化しました。

現在、治療の中心となるのは薬物療法です。病気の進行を食い止め、関節の破壊を抑えることを目指します。現在でも、関節リウマチは壊れてしまった関節が薬で元に戻ったり、治療を全く必要としなくなる「完治」は望めません。しかし、多くの患者さんが薬物療法により、症状が消え、病気の進行が止まっている状態にコントロールできています。これが「寛解」の状態です。関節リウマチの寛解の状態は、3つの種類があります。

1つめは、関節などの炎症・痛みが消える「臨床的寛解」です。関節の痛みなどの自覚症状がなくなり、炎症反応のCRP（58頁参照）、関節超音波検査などでも異常が認められない状態です。

2つめは、関節の破壊が抑えられている「構造的寛解」です。関節の骨、軟骨、靭帯《じんたい》などに変化がないことです。ただし、すでに破壊されてしまった骨や軟骨などは除きます。

3つめは、身体の動きに制限がなくなる「機能的寛解」です。こわばりなどが消え、身体が自由に動かせるようになる状態です。体の動きに制限が残ってしまうと、「身体機能障害*」の状態になります。

この3つが揃った場合に完全寛解と呼びます。治癒との違いは治療継続の有無です。

用語解説　身体機能障害　身体の機能に何らかの障害がある状態。関節リウマチでは、身体機能障害を改善させるために、さまざまな治療を行う。

目指すのは、寛解！

「寛解《かんかい》」とは症状が消え、病気の進行が止まった状態をいう

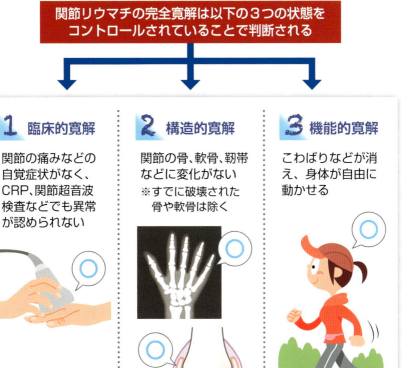

関節リウマチの完全寛解は以下の３つの状態をコントロールされていることで判断される

1 臨床的寛解

関節の痛みなどの自覚症状がなく、CRP、関節超音波検査などでも異常が認められない

2 構造的寛解

関節の骨、軟骨、靭帯などに変化がない

※すでに破壊された骨や軟骨は除く

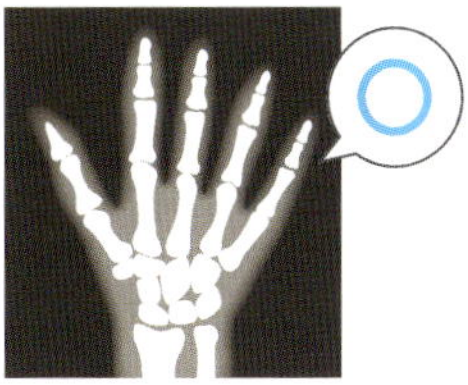

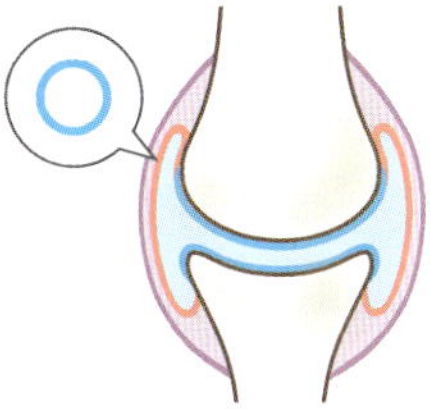

3 機能的寛解

こわばりなどが消え、身体が自由に動かせる

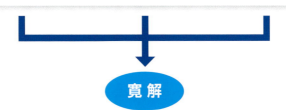

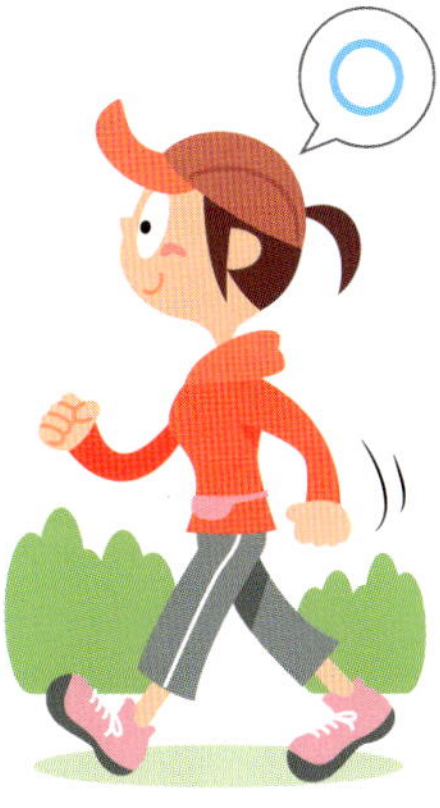

寛解

積極的に治療に参加する

関節リウマチだと診断がついたら、まず寛解を目指す治療目標が設定され、その達成に向けた治療（Treat to target）を始めます。合併症や高年齢などで無理な場合には、低疾患活動性に切り替えます。

さて、関節リウマチのなかには、初期から症状が強く出て、関節の破壊も進行してしまうタイプのものがあります。このタイプでは発症から1年以内に関節破壊が急速に進んでしまいます。したがって初めの1年で、どれだけ疾患活動性を抑えられるのかが、その後の生活の質を大きく左右してしまうのです。早期治療が大切なわけです。

関節リウマチの治療の柱となるのは、薬物療法、リハビリテーション、そして日常生活の管理などの基礎療法です。しかし、進行した場合には手術療法が適している場合もあります。

まず薬物療法です。薬により炎症を抑え、関節破壊を防止していきます。よい治療薬の登場と治療法が確立されたことで、関節リウマチは多くの場合、ほぼ病気の進行を止められている寛解が目指せるようになりました。合併症などの難しいケースでも、病気の勢いの低い、低疾患活動性を目指します。ただ、医師の処方した薬を飲んでいればよいわけではありません。病気とともに薬の効果や副作用を理解し、自分の身体への影響を意識する必要があります。

リハビリテーションによる関節の機能維持・改善も大切です。中心となるのは、運動療法と理学療法*で、場合によって作業療法*、補助具療法なども行います。炎症で関節の破壊が進み、身体に不自由がある場合には、手術療法も行われます。壊れてしまった関節を人工関節にかえるのです。

これらの治療の効果を最大限に上げるために、医師は患者さんとともに目標を決め、それを達成するよう働きかけます。患者さんも治療を自分のこととしてとらえ、積極的に根気よく取り組みましょう。

用語解説
理学療法　リハビリテーションのうち、水や温熱、光、超音波などの刺激で血流をよくし、痛みなどの緩和や、運動機能の維持をはかるもの。
作業療法　関節に大きな負担がかからないよう普段の生活のなかの姿勢や動作を見直し、トレーニングしていくもの。

治療は、医師に〝おまかせ〟ではない！

**患者さん自身が積極的に参加していくことが、
治療効果を最大限にするために重要！**

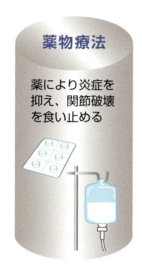

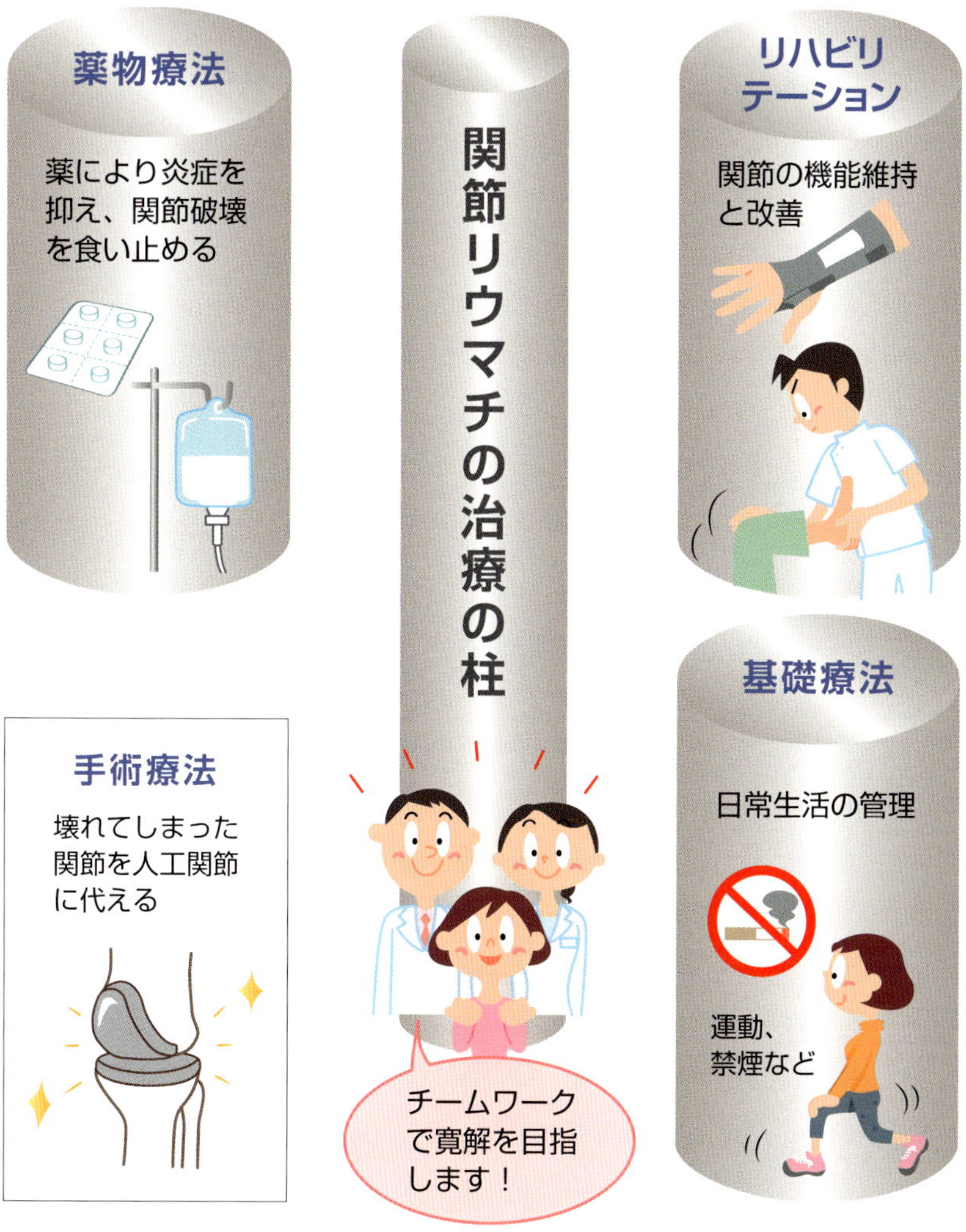

目標達成に向けた治療（Treat to Target:T2T）｜関節リウマチ治療においては、世界的に共通の目標が設定され、達成に向けた治療戦略の普及活動が行われている（78頁参照）

生活習慣を見直して病気をコントロールする

関節リウマチの症状は、強いときと穏やかなときがあります。しかし、症状が強くて辛い時期でも、生活を工夫することで過ごしやすくすることができます。そこで病気をコントロールするために、次のようなことに注意しましょう。

・疲労感やだるさを感じるとき

できるだけ休息をとるようにしましょう。睡眠を十分にとり、重いものを持たない、正座をしない、立ち仕事は避けるなどが重要です。趣味などゆとりの時間もつくりましょう。

・身体を冷やさない

関節が冷えないよう、保温を心がけます。寒い時期だけでなく、冷房の時期も注意しましょう。関節にサポーターをつけたり、何か1枚羽織るなど、ちょっとした工夫が大切です。

・食事

特別な制限はなく、栄養バランスのよい食事が基本となります。骨の生成に必要なカルシウムやビタミンD*が不足しないようにしましょう。

・運動

身体を動かすことで関節の可動域を保ち、筋肉が落ちないようにすることも重要です。水中ウォーキングや散歩など関節の負担とならない運動を選びます。無理せず、身体と相談しながら実行しましょう。

・体重

関節の負担とならないよう、太り過ぎに気をつけます。しかし、痩せ過ぎても感染症などに弱くなるので、適正体重を心がけます。

・禁煙

喫煙している患者さんの関節リウマチは治療しにくく、悪くなりやすいことが知られています。このため禁煙は絶対に必要です。

これらの生活習慣を自分で改めるのが難しい場合は、「教育入院」が必要になることもあります。

用語解説　ビタミンD　カルシウムやリンの吸収や利用を助ける脂溶性のビタミン。魚介類、乳製品、赤身肉、卵、きのこ類などに多く含まれている。

生活習慣の工夫や心がけから病気をコントロール

疲労感やだるさを感じる

無理をしない、十分な睡眠をとる、などできるだけ休むようにする

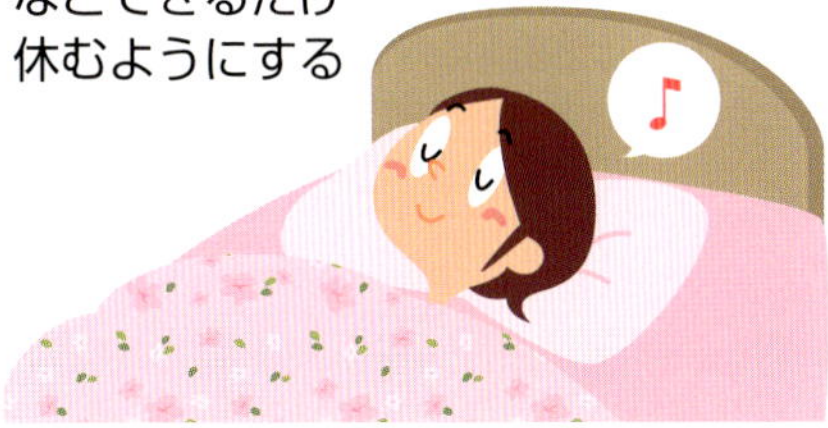

そのほか、重いものを持たない、正座をしない、立ち仕事は避ける、趣味を楽しむ

身体を冷やさない

カーディガンなどを羽織り、関節を冷やさないようにする

食事

栄養バランスのよい食事を！！

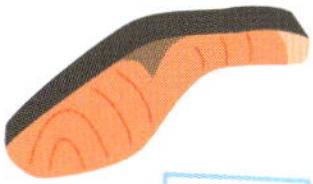

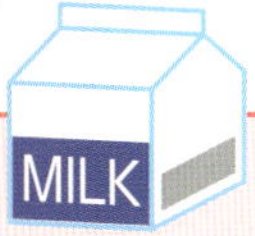

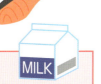

骨をつくるカルシウムやビタミンDの不足に注意！！

体重

適正体重を維持する

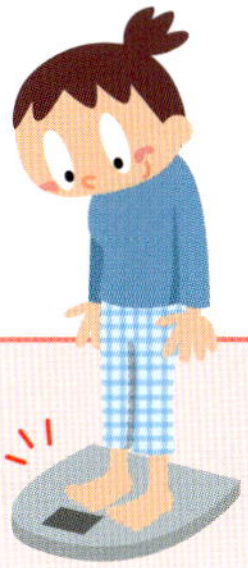

太り過ぎ、痩せ過ぎに注意！！

運動

関節の可動域、筋肉を保つためにも体を動かす

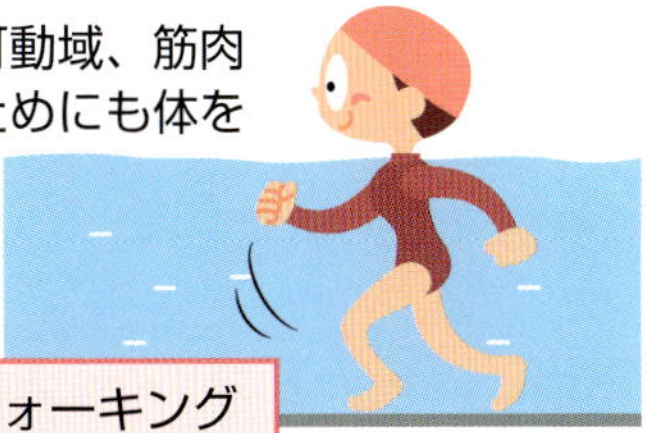

水中ウォーキングや散歩など

禁煙

喫煙は絶対に止める

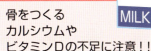

症状が軽くても、医師の指導を守る

関節リウマチの治療では、患者さん自身が治療に積極的に取り組む気持ちが大切です。治療は一生続くものです。治療効果の目安に使われるDAS28（66頁参照）の項目に患者さんの評価があるように、病気には患者さんにしかわからないこともあります。

ただ、注意したいのは、自己判断で治療を変えたり、止めたりしてはいけないということです。

関節リウマチの治療は、ほとんどが薬物治療からスタートしますが、治療薬の効きめが出るまでに時間がかかることもあります。また、一度症状が軽くなった後に、再び症状が強くなってしまうこともあります。同じような症状で、同じ治療薬を服用したとしても、人によって効果の出方が違うこともあります。こういった状況に直面した患者さんが、不安を感じてしまうのは無理のないことです。逆に、治療の効果がみられたがために「もう治った」と考えてしまうこともあるかもしれません。

しかし、自己判断で治療を中断したり、治療薬を減らしたりすることは厳禁です。

関節リウマチでは、痛みなどの自覚症状が少なくても、病気が進行することもあるからです。そして、症状が進めば進むほど、薬物などが効きにくくなっていきます。残念なことに、治療を遅らせたり中断したりしたことで、治療効果の出やすい初期の貴重な時間をつぶしてしまう患者さんもいるのです。

何か不安があるときは、その不安を担当の医師に伝え、よく相談しましょう。特に治療薬の使用について気になることがあるのなら、副作用の可能性もあるので、しっかりと医師に伝える必要があります。

また、通常の食事をしている限りサプリメントは必要ありません。葉酸など治療効果を邪魔する成分もあるからです。

症状を抑えるのに大切なことは、必ず医師に相談し、医師とともに治療に取り組んでいくことです。

勝手な自己判断は禁物

危険！！　自己判断は関節リウマチの悪化を招く！？

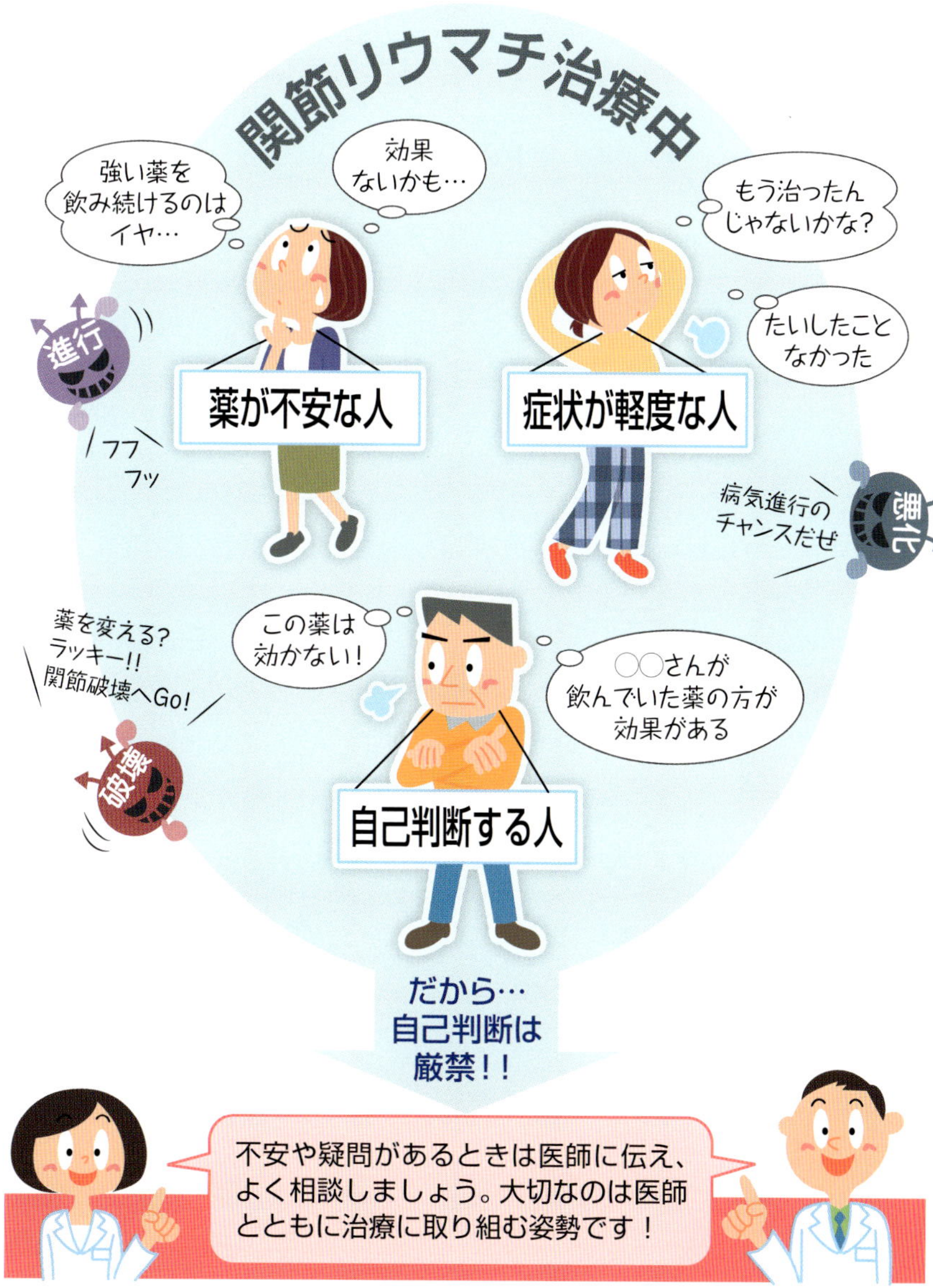

column

積極的に治療に参加するためのT2T

現在、関節リウマチで、治療効果を上げるのに役立てられているのが「目標達成に向けた治療（Treat to target:T2T）」という世界共通の標語です。「寛解、悪くても低疾患活動性」という関節リウマチ治療の目標のために、リウマチ医が実践すべき治療哲学を示したものですが、患者さん自身が病気を理解し、積極的に治療に取り組むためにも大切です。

T2Tには、治療への考え方を述べた4つの基本原則と、「関節リウマチ治療の目標は、まず臨床的寛解を達成することである」「臨床的寛解とは、疾患活動性による臨床症状・徴候が消失した状態と定義する」など、10のリコメンデーション（推奨方法）があります。

もっとも大切なことは、基本原則にある「治療は患者とリウマチ医が共に決めるべき」という共同決定のプロセスです。医師は治療の利点と欠点を伝え、患者さんも納得の上で治療法を決定することが望ましいのです。

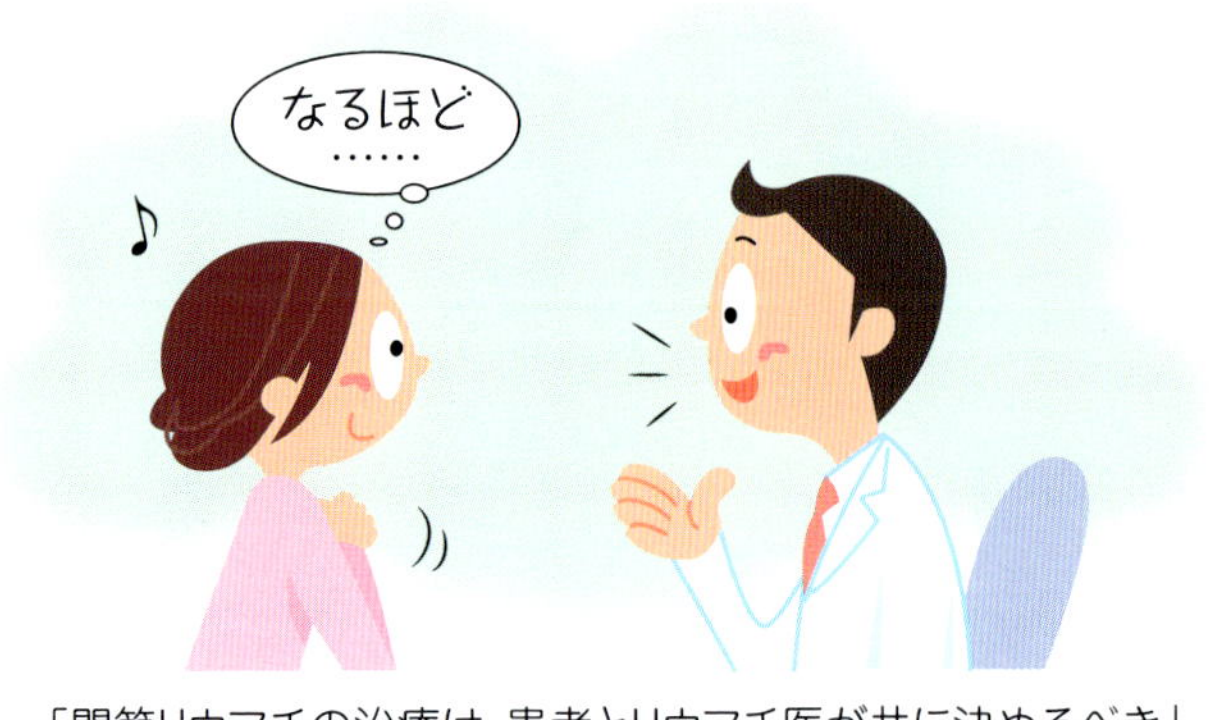

「関節リウマチの治療は、患者とリウマチ医が共に決めるべき」

第3章

関節リウマチの治療

「関節リウマチ」の治療について説明します。柱となるのは薬物療法、リハビリ、基礎療法です。ここでは薬物療法と手術を中心に症状に合わせた治療法の選択と、注意点などを取り上げます。

どんな治療があるのか？

治療の基本は薬物療法とリハビリ、基礎療法

関節リウマチの治療の柱となるのは、薬物療法、リハビリテーション、それと生活を見直す基礎療法です。なかでも中心になるのが薬物療法です。関節リウマチと病名がついて、まず始めるのは薬物療法で、症状に合わせてリハビリと基礎療法にも取り組みます。

治療薬を使って免疫システムに働きかけ、正常に戻すことで炎症を起こさないようにします。また、炎症や炎症による痛み、腫れなどがあれば、炎症を抑える薬や鎮痛薬も使います。薬物療法によって、いわゆる〝関節の火事〟を抑え込み、家が燃えてしまう＝関節の破壊を防ぐのです。

また薬物療法の効果を最大限に生かすためには、リハビリテーションを行います。

痛みがあるからといって関節を動かさないでいると関節が動かしにくくなったり、関節周囲の筋肉が落ちてしまいます。リハビリテーションを行うことで、運動機能を落とさないようにするのです。

基礎療法では、生活習慣を正すことで関節リウマチを悪化させないようにコントロールしていきます。

これらの治療を行っていても関節の破壊が進み、生活に不便を感じるようになれば、手術療法を行います。変形してしまった関節を手術し、機能回復をはかるのです。手術の後にも、リハビリテーションや基礎療法は継続して行います。

関節リウマチは、薬物療法で寛解すれば手術療法を選択しないで済みます。つまり、薬物療法の効き方により、患者さんのその後の生活が大きく左右されるのです。効果を最大限にするために、ご自身で治療薬について理解し、適切に使う必要があります。

治療の基本は薬物療法とリハビリ、基礎療法

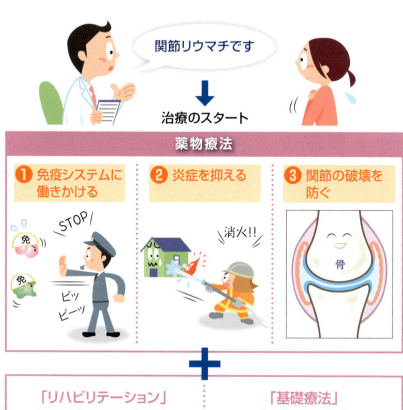

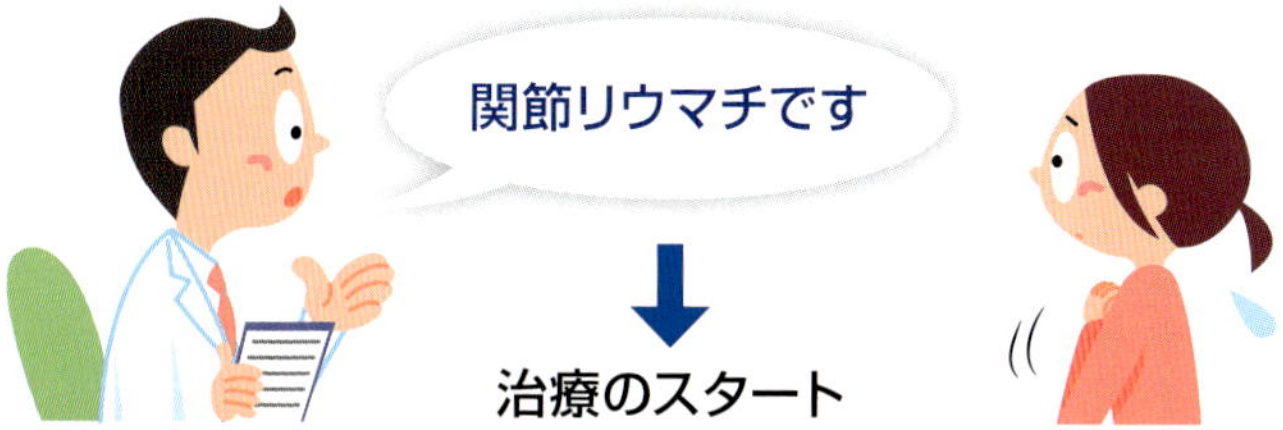

治療のスタート

薬物療法

❶ 免疫システムに働きかける

❷ 炎症を抑える

❸ 関節の破壊を防ぐ

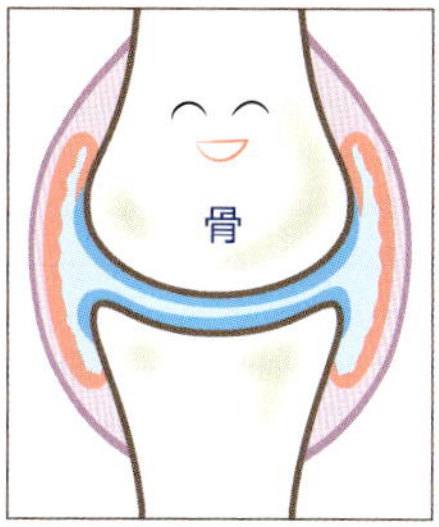

＋

「リハビリテーション」
関節の運動機能の維持

「基礎療法」
生活習慣を正す

それでも関節破壊が起こってしまった場合は

▼

手術療法

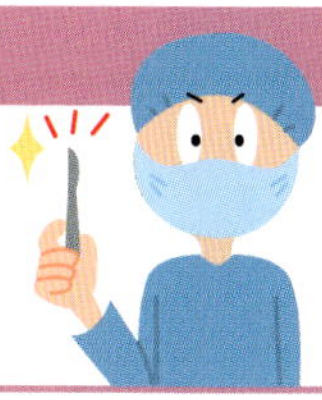

破壊の進んだ関節を手術し、機能を回復

進化を続ける薬物療法

効果的に炎症を止めることが可能に

関節リウマチは、古くから不治の病として人々を苦しめてきました。しかし、薬物療法の進化により、患者さんをめぐる状況は、がらりと変わりました。

関節リウマチの本格的な薬物療法は、鎮痛薬から始まりました。関節の痛みを抑えるものです。ただ、痛みは治まっても炎症を抑える効果は一時的であり、関節の破壊は進んでしまいました。

1950年頃からは、抗炎症作用のあるステロイドが使われるようになります。痛みだけでなく炎症そのものを抑えることができ、効き方も強いので、特効薬として使われました。

しかしその後、ステロイドには強い副作用があることもわかってきました。長期間使用するとさまざまな問題が現れ、関節の破壊を十分に抑えられないことがわかってきました。

1970年以降、抗リウマチ薬が使われ始めます。これは、免疫の異常に作用して炎症を根本から改善できるものです。なかでも、1999年（アメリカでは1988年）に登場したメトトレキサートは効果が高く、広く使われています。さらに生物学的製剤が登場します。炎症を起こす物質や細胞を狙って作用し、強力に炎症を抑制できる薬です。

抗リウマチ薬と生物学的製剤を使うことで、効果的な治療が可能になり、関節リウマチは寛解を目指せる病気へと変わります。初期から積極的に薬物を投与することで、関節もよい状態で保てるようになりました。

2013年からは、JAK《ジャック》阻害薬が使われ始めました。炎症に関わる酵素を阻害して、サイトカインの産生と作用を抑える新しい薬です。

治療薬の進化

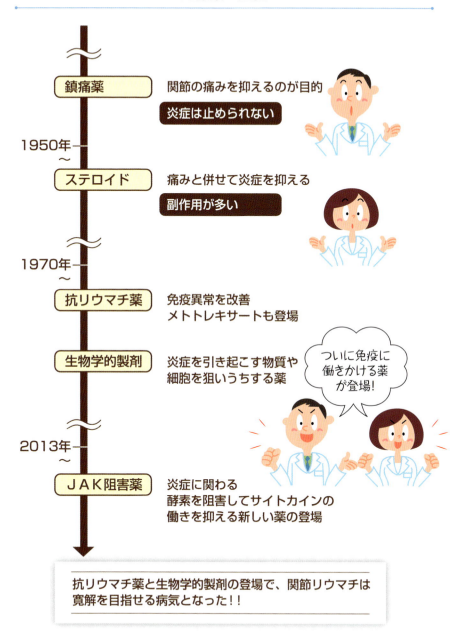

鎮痛薬
関節の痛みを抑えるのが目的
炎症は止められない

1950年～

ステロイド
痛みと併せて炎症を抑える
副作用が多い

1970年～

抗リウマチ薬
免疫異常を改善
メトトレキサートも登場

生物学的製剤
炎症を引き起こす物質や
細胞を狙いうちする薬

2013年～

JAK阻害薬
炎症に関わる
酵素を阻害してサイトカインの
働きを抑える新しい薬の登場

抗リウマチ薬と生物学的製剤の登場で、関節リウマチは
寛解を目指せる病気となった!!

症状の改善を見ながら薬を選ぶ

関節リウマチの薬物療法に使われる治療薬は、大きく非ステロイド系抗炎症薬、ステロイド、抗リウマチ薬、生物学的製剤の4種に分けられます。それぞれ多くの薬が使われています。

かつての薬物療法では、まず非ステロイド系抗炎症薬からスタートし、症状が進むにつれステロイドや抗リウマチ薬を使っていました。つまり、効果の弱い薬から強い薬へという流れでした。

しかし、現在は初期から抗リウマチ薬を使って積極的に免疫異常を抑えることを考えます。抗リウマチ薬の効果が出るまでは、非ステロイド系抗炎症薬やステロイドを併せて使い、症状を軽くすることもあります。抗リウマチ薬の効果が十分に上がらないときは、生物学的製剤も使用します。十分な治療効果が上がり、長期にわたって寛解が達成されれば、治療薬を減らしていきます。

つまり、はじめから効果の〝強い薬〟を使い、早い段階で関節の破壊を食い止め、寛解することを目指すのです。

治療薬の選定にあたっては、現在はヨーロッパリウマチ学会が定めた「生物学的製剤を含む抗リウマチ薬による治療推奨（2016年改訂版）」が目安とされています。

治療薬の効果が出るまでには、ある程度の期間が必要です。そこで、1～3カ月おきに効果を判定し、効果が不十分、あるいは合併症などが生じていると判断されるときには、治療薬の変更や追加を行います。

現在の治療法は、はじめから強い薬を使うことで、より関節組織を守ろうとするものです。しかし、はじめから強い薬を使うため、副作用への注意は必要です。適切に薬を使うためにも、患者さん自身の薬への理解を深めることが大切なのです。

過去と現在では、薬の選択法が違う

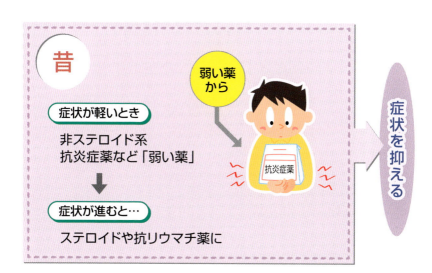

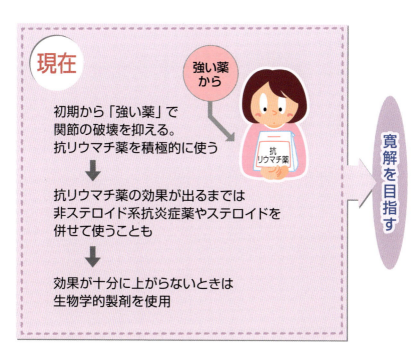

昔

弱い薬から

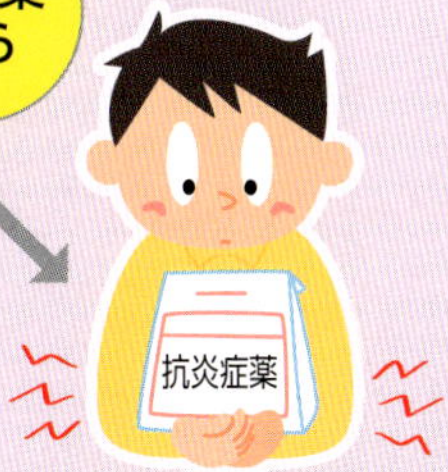

症状が軽いとき

非ステロイド系
抗炎症薬など「弱い薬」

↓

症状が進むと…

ステロイドや抗リウマチ薬に

→ 症状を抑える

現在

強い薬から

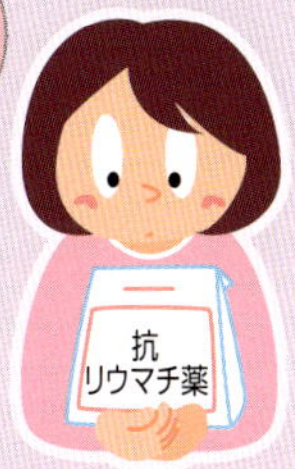

初期から「強い薬」で
関節の破壊を抑える。
抗リウマチ薬を積極的に使う

↓

抗リウマチ薬の効果が出るまでは
非ステロイド系抗炎症薬やステロイドを
併せて使うことも

↓

効果が十分に上がらないときは
生物学的製剤を使用

→ 寛解を目指す

薬の効果による副作用、合併症に注意する

関節リウマチの患者さんは肺炎などになりやすく、命に関わることもあります。さらに、現在関節リウマチの薬物療法の中心となっている抗リウマチ薬や生物学的製剤は、免疫を抑えることで炎症を抑えようとするものです。このため、身体を守るためのものである免疫機能が低下し、感染症に弱くなるという副作用があります。

かぜ、インフルエンザ、感染性胃腸炎、尿路感染症など、ごくありふれた感染症でも、重篤な結果につながりかねず、十分な感染症対策が必要です。

かぜが流行する時期には、マスク着用や防寒対策、部屋の加湿、手洗い・うがいなどを励行します。また肺炎予防のためには、歯磨き、入れ歯の手入れなど口のなかをキレイに保つのも大切です。

インフルエンザや肺炎球菌などのワクチン予防接種を行うことも有効です。

普段の生活でも、寝不足や栄養不足を避け、疲れを溜めないといった基本的なことが大切です。かぜなどの感染症にかかった疑いがあるときは、すみやかに医療機関を受診します。関節リウマチの治療中であることと、服用中の薬の種類などは必ず医師に伝えます。可能ならば、関節リウマチの主治医に診てもらいます。

また、自分が服用している治療薬の副作用について、きちんと把握しておくことも大切です。

服用中に各種検査をしっかり受けることはもちろん、自分の身体の変化にも注意しましょう。かゆみや胃の違和感、疲れやすくなるなど、違和感があるときは、ためらわずに医師に相談します。副作用や合併症が出た場合は、治療薬を変更することも考えなくてはなりません。

あまり神経質になるのもよくありませんが、普段から異変に十分に注意して過ごしましょう。

治療中は肺炎や感染症には十分注意を

抗リウマチ薬や生物学的製剤の服用により、免疫機能の低下は避けられない。感染症には十分な注意を

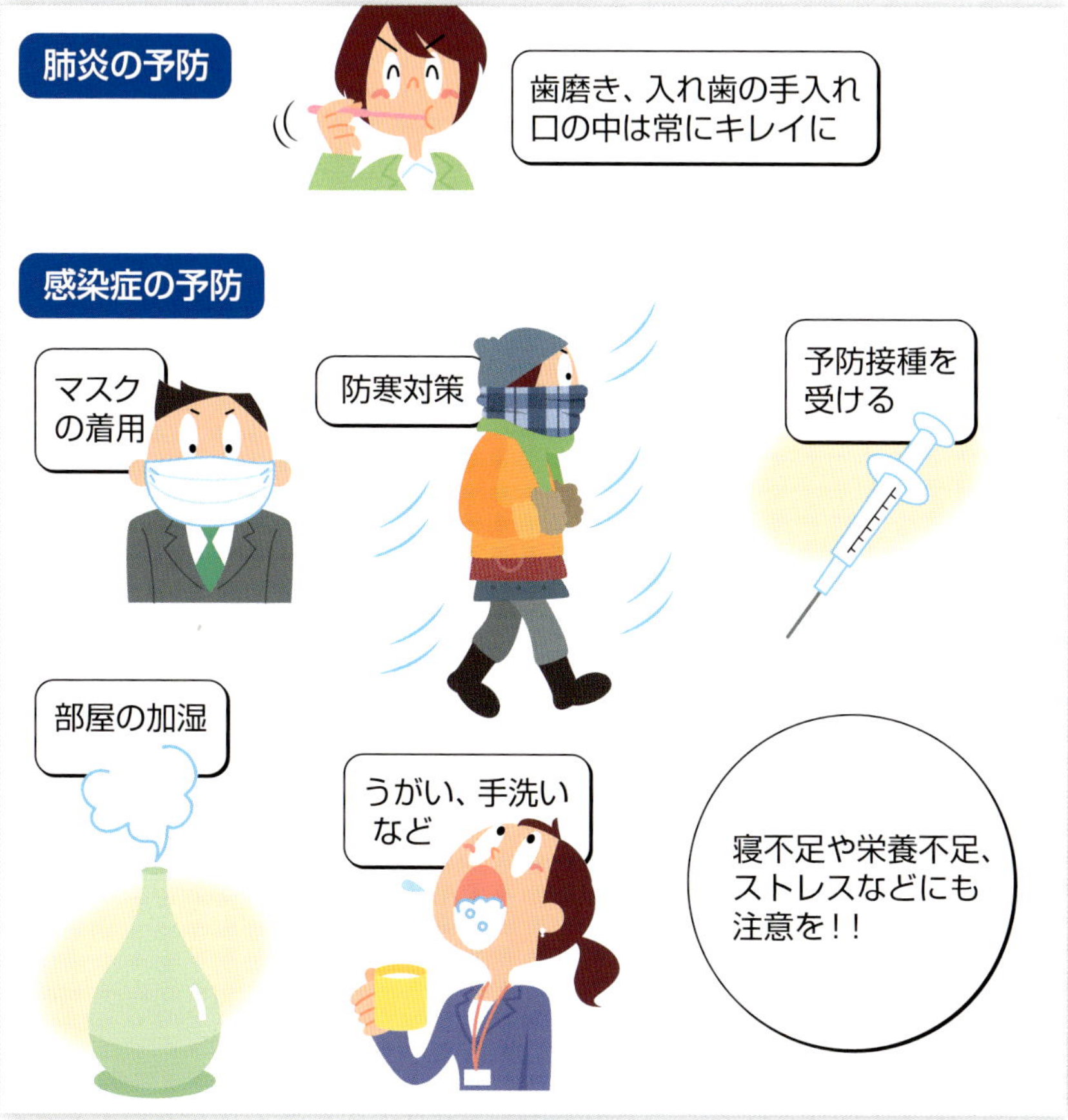
肺炎の予防
歯磨き、入れ歯の手入れ
口の中は常にキレイに
感染症の予防
マスクの着用
防寒対策
予防接種を受ける
部屋の加湿
うがい、手洗いなど
寝不足や栄養不足、ストレスなどにも注意を!!

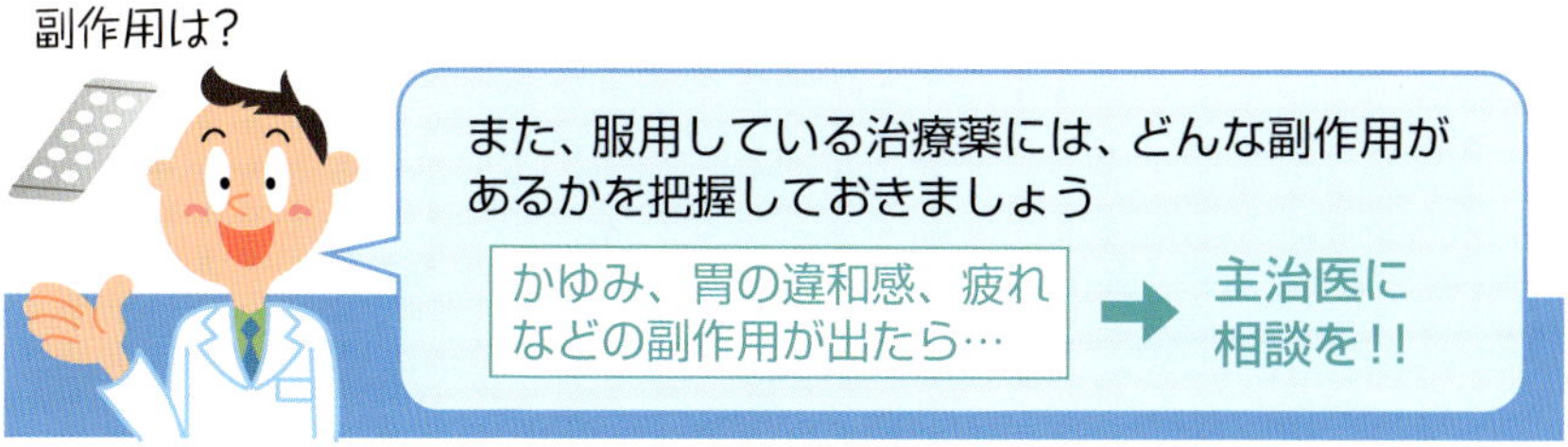

関節リウマチの治療に用いられる薬

抗リウマチ薬①

関節リウマチの薬物療法に欠かせないのが抗リウマチ薬（DMARDs《ディマーズ》）です。

免疫とは、細菌やウイルスなどの体内に侵入した異物を攻撃し、排除する働きをしています。ところが、免疫システムが不調を起こし、自分自身を攻撃してしまう自己免疫反応によって炎症が起きるのが関節リウマチです。抗リウマチ薬は、免疫機能を調節したり、免疫の働きを抑えたりすることで、関節リウマチの炎症を抑える薬です。

薬の効果はとても高いのですが、副作用などへの心配から、以前は関節リウマチの状態が悪くなってから処方されていました。しかし、早くから使うことで関節の破壊を抑えられることがわかってきて、しかも多くの副作用は対処ができるため、現在は初期から使用されています。

使い始めてから効果が出るまでに1カ月程度かかるので、その間の痛みや炎症を抑えるため、非ステロイド系抗炎症薬やステロイドを併用します。抗リウマチ薬の効果が出てくれば、これらは減らしたり止めたりできます。

抗リウマチ薬の種類は多いのですが、第一選択薬とされているのが、メトトレキサートです。

メトトレキサートは、ビタミンの一種である葉酸の働きを阻害する作用をもっています。炎症が起きているとき、免疫細胞や滑膜細胞が強く活性化されています。それらの細胞のなかの葉酸*の働きを抑えることで、これらの細胞が元気になりすぎるのを抑えます。結果として、炎症を抑えることができるのです。

世界的によく使われており、日本でも6割以上の患者さんで高い効果が出ています。

用語解説

葉酸　ビタミンB群の一種で、DNAの合成や細胞の新生に関わる。菜の花やほうれん草などの野菜やレバーなどに多く含まれる。メトトレキサートの副作用は、葉酸を併用することで対処することができる。

抗リウマチ薬の主役——メトトレキサート

【メトトレキサート】 商品名：リウマトレックス®、メトレート®、メトトレキサート®

関節リウマチの第一選択薬。細胞が増えるのに欠かせない葉酸の働きを阻害することで、免疫細胞や滑膜細胞の活動を抑える

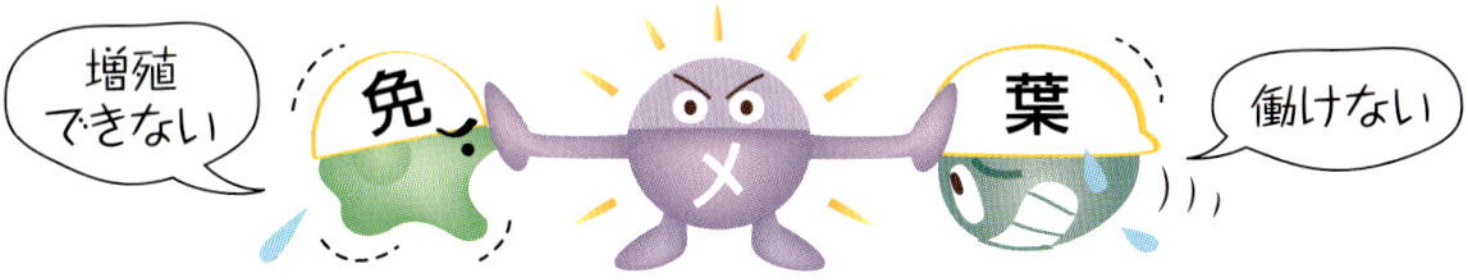

飲み方

1週間のうち1〜2日飲む「間欠投与」、1日につき1〜3回に分けて飲む

〈飲み方の例〉

	1日目	2日目	3日目	4日目	5日目	6日目	7日目
1日で飲む場合	朝 夕	飲まない					

	1日目	2日目	3日目	4日目	5日目	6日目	7日目
2日に分けて飲む場合	朝 夕	朝	飲まない				

併せて葉酸の補充も行われる

副作用

[肝機能障害]
だるいときは、肝機能障害の疑いがあるので受診する

[間質性肺炎]
空咳、息切れ、呼吸困難感、発熱など

[血球減少症]
血液中の白血球や赤血球、血小板などの減少

[感染症]
肺炎や尿路感染症、敗血症など

そのほか、リンパ腫腫脹、口内炎、吐き気や下痢などの胃腸障害、腎機能障害などがある

抗リウマチ薬②

関節リウマチが軽い場合合や合併症があったり、妊娠を計画しているなど、メトトレキサートが使えない場合は、ほかの抗リウマチ薬に切り替えたり、併用したりします。比較的多く使われるのが、主として以下の3つの抗リウマチ薬です。

「ブシラミン」は、日本で開発された抗リウマチ薬です。異常な働きをしている免疫機能を調整することで、関節リウマチを改善するとされています。

約半数の患者さんで効果が現れる、有効性の高い薬です。最初の薬に選ばれることも、メトトレキサートと併用することもあります。

人によって効き方の差が大きいのですが、長期間持続し、寛解できることも少なくありません。

副作用で腎障害が出ることがあるので、定期的な尿検査でたんぱく尿を調べる必要があります。

「サラゾスルファピリジン」は、もともと潰瘍性大腸炎に用いられていた薬です。免疫機能を調整することで、症状を改善します。

メトトレキサートの効果が十分ではないときに、併用することが多く、最初の薬として選ぶこともあります。

約60％の患者さんで効果が現れ、比較的効きのよい薬です。ただ、長期間使用しているうちに、効きが弱まるケースがあります。

「タクロリムス」は、日本で開発され、もとは臓器移植の拒絶反応を抑える免疫抑制薬として使用されてきた薬です。

免疫細胞の情報伝達に関わるTリンパ球の働きを抑えることで、免疫機能を落ち着かせます。

少量で効果が現れるのが特徴です。服用した後の血中濃度を測り、効果をみながら調整します。

ほかの抗リウマチ薬が使えないときはもちろん、併用して使うことでも効果が現れます。

メトトレキサートが使えないとき、効果が出ないときは？

合併症や妊娠の計画があるなど、「メトトレキサート」が使えない場合に多く使われる薬が以下の3つ

【ブシラミン】 商品名：リマチル®

有効性の高い抗リウマチ薬。最初に使うか、メトトレキサートと併用

飲み方

1日1～3回

※効果が出るまで4～8週間ほどかかるが、長期間持続する

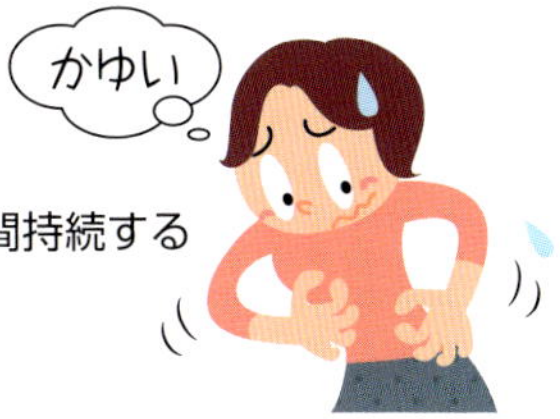

副作用

腎障害からくるたんぱく尿、かゆみなど。まれに発疹や胃腸障害

【サラゾスルファピリジン】 商品名：アザルフィジンEN®

もとは潰瘍性大腸炎の薬
メトトレキサートの効果が十分でないときに、併用することも

飲み方

1日2回

※4～8週ほどで効果が出る。長期間使用していると効果が弱まることも

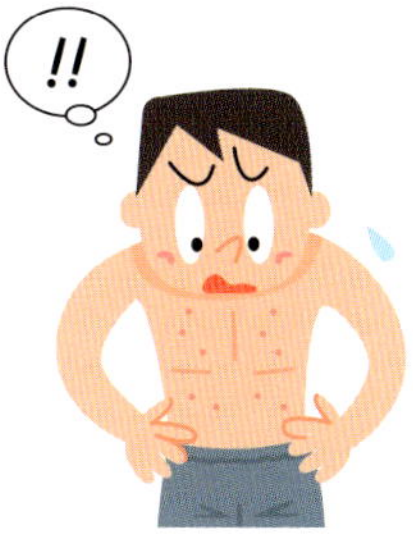

副作用

発疹や胃腸障害、肝機能障害、血液障害など

【タクロリムス】 商品名：プログラフ®、タクロリムス

もとは臓器移植の拒絶反応を抑える免疫抑制薬
免疫細胞の活性化を抑える薬

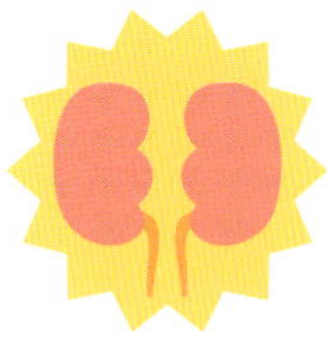

飲み方

夕食後に1回

副作用

糖尿病や腎障害など

抗リウマチ薬③

次に挙げる薬は、使われる頻度は比較的低いのですが、患者さんの状態やほかの薬で効果が上がらなかったときなどに、選択されたり追加されたりします。

「トファシチニブ」は、2013年から一般に使われ始めた新しい薬です。「バリシチニブ」は2017年9月から使われ始めました。

いずれも炎症性サイトカインによる情報伝達を阻害することで、生物学的製剤と似ています。違うのは、細胞内のJAK《ジャック》という酵素を狙って作用し、サイトカイン産生と作用を抑えることで炎症を抑えます。JAK阻害薬とも呼ばれますが、まだわが国では十分に安全性が証明されていません。

生物学的製剤は注射や点滴になりますが、JAK阻害薬は低分子化合物なため、内服で使います。効果は同等とされています。使い始めて6カ月で約50%の痛みや腫れに効果が見られます。ただし、免疫抑制の作用が強いぶん、感染症にかかりやすくなります。帯状疱疹も要注意です。

「金チオリンゴ酸ナトリウム」は、金を含む「金製剤」の1つで、筋肉内に注射して使います。毎週10mgからはじめ、効果が現れたら月に1度程度にします。

金製剤は古くから使われてきた抗リウマチ薬ですが、現在ではあまり使用されなくなってきています。

「ミゾリビン」は、臓器移植で免疫抑制薬として使われてきた薬です。比較的安全ですが、効果が弱く、進行性のリウマチには使われません。

「イグラチモド」は、2013年から使われている新しい薬です。メトトレキサートが使用できない場合に使われたり、併用されます。

「レフルノミド」は、欧米ではメトトレキサートと同じくらいの効果があるとして使われている薬です。日本では、間質性肺炎（34頁参照）の副作用があることから、あまり使われていません。

そのほかの抗リウマチ薬

【トファシチニブ】 商品名：ゼルヤンツ
JAKという酵素を狙って働きかける「分子標的阻害薬」
飲み方：1日2回 ※3カ月程度で効果が現れる
副作用：結核、肺炎、敗血症、帯状疱疹など

【バリシチニブ】 商品名：オルミエント
新しいJAK阻害薬
飲み方：1日1回 副作用：結核、肺炎、敗血症、帯状疱疹など

【金チオリンゴ酸ナトリウム】 商品名：シオゾール
金を含む「金製剤」の1つ
使い方：筋肉内に注射
副作用：皮膚のかゆみ、たんぱく尿、まれに間質性肺炎、長期使用で腎障害など

【ロベンザリット2ナトリウム】 商品名：カルフェニール®
作用が弱い。副作用もあるのであまり使われない
飲み方：1日3回 副作用：腎障害、消化器障害など

【アクタリット】 商品名：オークル®、モーバー®
効果が現れるのが遅いので、軽症のリウマチに使用
飲み方：1日3回 副作用：発疹、腹痛、腎機能障害など

【ミゾリビン】 商品名：ブレディニン®
臓器移植で免疫抑制薬として使われてきた薬。効果は弱い
飲み方：1日1～3回 副作用：まれに胃腸障害、肝機能障害など

【イグラチモド】 商品名：ケアラム®、コルベット®
鎮痛効果が高い。メトトレキサートが使用できない場合や併用
飲み方：1日1回から2回に増量 副作用：肝障害、胃潰瘍など

【レフルノミド】 商品名：アラバ®
メトトレキサートと同様の効果。日本ではあまり使われていない
飲み方：1日1回 副作用：軟便、脱毛、肝機能障害。まれに間質性肺炎など

サイトカインの働きを阻害する生物学的製剤

抗リウマチ薬で十分な効果が上がらない場合には、生物学的製剤を使用します。

生物学的製剤とは、バイオテクノロジーによって作られるようになった新しい薬です。従来の薬のように化学的に合成するのではなく、遺伝子操作を行った特殊な細胞で生成されたたんぱく質を薬として使います。

ある特定の分子を標的として作用するため、「分子標的薬」とも呼ばれています。

関節リウマチでは、免疫細胞同士の情報伝達に使われるサイトカインというたんぱく質が大きな役割を果たしています。

サイトカインは多種ありますが、各細胞にはそれぞれを受け取る専用の受容体（レセプター）があります。ある細胞が放出したサイトカインが、ほかの細胞の受容体でキャッチされることで、情報が伝わります。サイトカインは、身体に侵入した細菌やウイルスを〝敵〟と認識し、情報を免疫細胞同士がやりとりして攻撃・排除する、という一連の免疫の働きに欠かせないものです。

ところが、炎症が起きると炎症性サイトカインが過剰に放出されます。炎症性サイトカインの刺激でさらに炎症が悪化してしまうのです。

生物学的製剤は、炎症性サイトカインの放出やその働きを途中で阻害することで、炎症を抑えます。

大きく分けて、TNF-α*を標的とする「TNF阻害薬」、インターロイキン-6*を標的とする「インターロイキン6阻害薬」があります。ほかに、免疫細胞の一つであるT細胞（26頁参照）を標的にして、活性化を抑える生物学的製剤もあります。

生物学的製剤は、炎症を非常によく抑えることができ、関節が壊れるのを抑えることができます。ただ、免疫機能を抑えすぎることもあるので、感染症への注意が必要となります。

用語解説

TNF－α　サイトカインの１つでマクロファージなどから放出される。身体に欠かせない物質だが、過剰になると炎症を促進する。

インターロイキン－６　サイトカインの１つでＴ細胞などから放出される。TNF－α同様、身体に欠かせないが、過剰になると炎症を促進する。

サイトカインの情報伝達を阻止する薬

抗リウマチ薬で効果がみられない場合に使用されるのが生物学製剤。炎症性サイトカインの放出や、サイトカインの働きを阻害することで、炎症を抑える

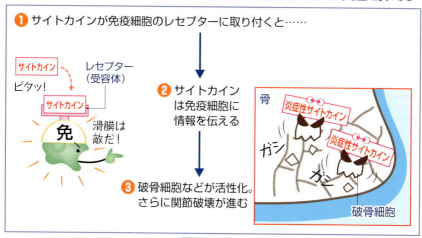

❶ サイトカインが免疫細胞のレセプターに取り付くと……

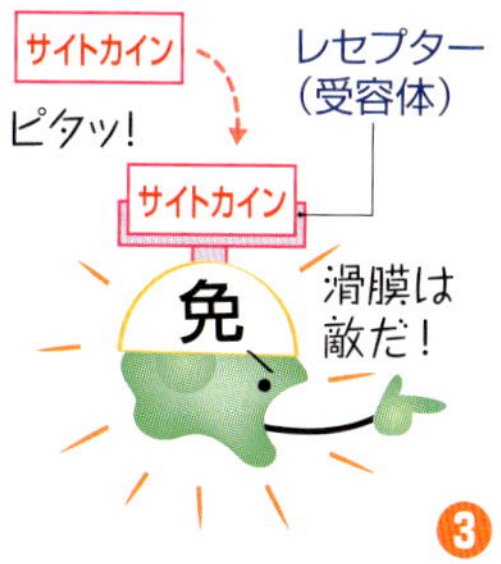

❷ サイトカインは免疫細胞に情報を伝える

❸ 破骨細胞などが活性化。さらに関節破壊が進む

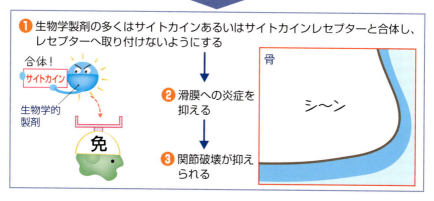

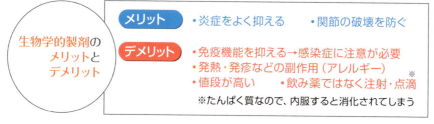

そこで

❶ 生物学製剤の多くはサイトカインあるいはサイトカインレセプターと合体し、レセプターへ取り付けないようにする

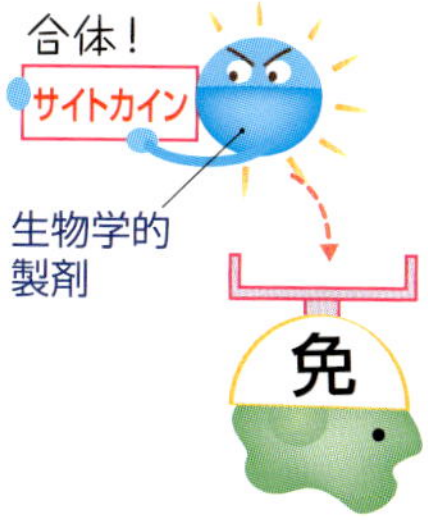

❷ 滑膜への炎症を抑える

❸ 関節破壊が抑えられる

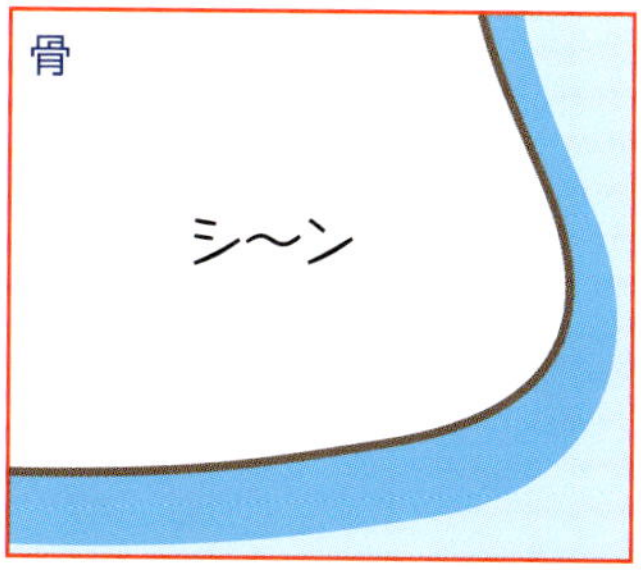

生物学的製剤のメリットとデメリット

メリット
- 炎症をよく抑える
- 関節の破壊を防ぐ

デメリット
- 免疫機能を抑える→感染症に注意が必要
- 発熱・発疹などの副作用（アレルギー）
- 値段が高い
- 飲み薬ではなく注射・点滴※

※たんぱく質なので、内服すると消化されてしまう

生物学的製剤の種類

生物学的製剤は、炎症性サイトカインの放出や、サイトカインが働く経路を阻害することで、炎症を抑えます。

主な生物学的製剤は左頁のように8種類ありますが、それぞれ阻害する方法が違います。

TNF-αを標的として作用する薬は、「TNF阻害薬」と呼ばれています。TNF阻害薬は、さらにTNF-αと結合することで、TNF-α本来の受容体につくのを防ぐタイプのものと、TNF-α等のレセプターに結合することでTNF-αを阻害するタイプに分けられます。

前者には、「インフリキシマブ」、「アダリムマブ」、「ゴリムマブ」、「セルトリズマブ」後者には「エタネルセプト」があります。

インフリキシマブは、メトトレキサートで十分に効果の上がらない時に併用します。アダリムマブもメトトレキサートと併用しますが、単独でも使います。

エタネルセプトは、非常に効きやすい薬で、メトトレキサートとの併用で、効果が高くなります。単独使用も可能です。

インターロイキン-6という炎症性サイトカインを標的とするのが「インターロイキン6阻害薬」で、「トシリズマブ」と「サリルマブ」があります。インターロイキン-6のレセプターに対する抗体です。単独使用で十分な効果が望めます。

ほかにT細胞に働くことで、炎症を抑える「アバタセプト」があります。単独でも使えますが、メトトレキサートとの併用で効果が高くなります。高齢者にも使いやすいです。

なお、生物学的製剤と似た効き方をする薬に、低分子標的薬（JAK阻害薬・92頁参照）という、JAKを標的に作用する新しい薬があります。

用語解説 バイオシミラー　先行の生物学的製剤と遺伝子構造が同一のバイオ後続品のこと。価格は7割程度になり、いわば生物学的製剤版ジェネリック。

主な生物学的製剤

◇ TNF阻害薬 ◇

【インフリキシマブ】　商品名：レミケード®

使い方 点滴。初回から2週目、6週目、あとは8週に1度の間隔

【アダリムマブ】　商品名：ヒュミラ®

メトトレキサートと併用する。単独なら増量可能

使い方 皮下注射。2週に1回

【ゴリムマブ】　商品名：シンポニー®

メトトレキサートとの併用の方が効き目が現れやすい。単独使用できる

使い方 皮下注射。4週に1回

【セルトリズマブ】　商品名：シムジア

使い方 皮下注射　初回から2週目、4週目。あとは2週に1回

【エタネルセプト】　商品名：エンブレル®

メトトレキサートとの併用で効果が高い。単独使用も可能

使い方 皮下注射。週1～2回

◇ インターロイキン6阻害薬 ◇

【トシリズマブ】　商品名：アクテムラ®

効果が高く、単独使用できる

使い方 点滴なら月に1回。皮下注射なら2週に1回

【サリルマブ】　商品名：ケブザラ®

使い方 皮下注射2週に1回。

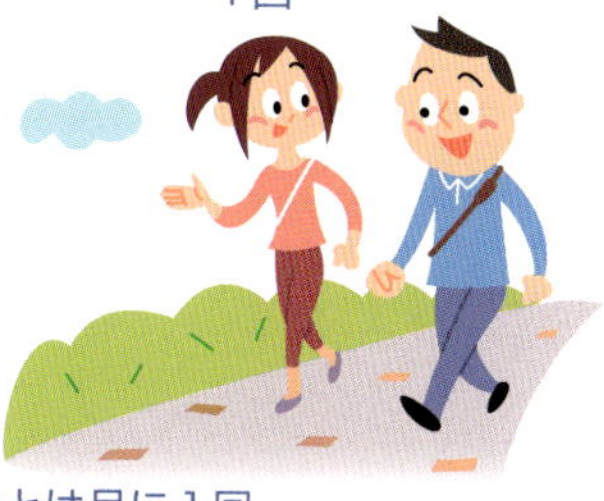

◇ T細胞に働く薬 ◇

【アバタセプト】　商品名：オレンシア®

使い方 点滴、初回から2週間目、4週間目、あとは月に1回

※生物学的製剤には、*バイオシミラー（バイオ後続品）があるので併せて確認するとよい
※自己注射の場合は、必ず医師・薬剤師の説明を受け注意事項を守って使用すること

非ステロイド系抗炎症薬

非ステロイド系抗炎症薬（商品名：ロキソニン®、商品名：ボルタレン®、商品名：セレコックス®など）は鎮痛を目的として使われます。

抗リウマチ薬と生物学的製剤が関節リウマチの薬物療法で主役となってからも、痛みや炎症を抑えるために非ステロイド系抗炎症薬は欠かせません。

非ステロイド系抗炎症薬は、プロスタグランジンという炎症にかかわる酵素の働きを抑えることで、炎症や痛みを治めます。

関節の破壊を抑えることはできませんが、患者さんの痛みを軽減するために役立ちます。

抗リウマチ薬は使い始めてから、効きめが出るまでにある程度の期間が必要なので、その間に補助薬としても使用します。

ほかにも、生活の変化などで痛みが強く出てきたときなどにも使います。

非ステロイド系抗炎症薬は、解熱や痛み止めに使われるため、馴染みのある薬も多く、使用に当たっての抵抗感が少ないのではないでしょうか。

しかし、プロスタグランジンは、腎臓に栄養を送る血液量も調節していますし、胃の粘膜保護にも役立っています。非ステロイド系抗炎症薬でプロスタグランジンをむやみに抑えると、腎障害や胃粘膜のただれ、潰瘍などを引き起こすことがあります。

また、肝障害や血液障害、発疹、ぜんそくなどが副作用として出ることもあります。そのため、長期間使用を続けるのはよくありません。また、使用に当たって胃の粘膜を保護する薬を併用することもあります。

内服薬のほか、坐薬やパップ剤*が使われています。坐薬は、直腸から直接吸収されすみやかに効果が上がり、パップ剤は痛みや腫れのある部位に直接貼って浸透させるため、副作用が出にくいとされています。

用語解説　パップ剤　湿布に使用する泥状の外用薬。パップとは「かゆ」の意味。医薬品の粉末、精油成分などが含まれていて、布に塗布して患部に当てる。

すみやかに痛みを抑える薬①——非ステロイド系抗炎症薬

非ステロイド系抗炎症薬は鎮痛薬。関節リウマチの治療には欠かせない名脇役

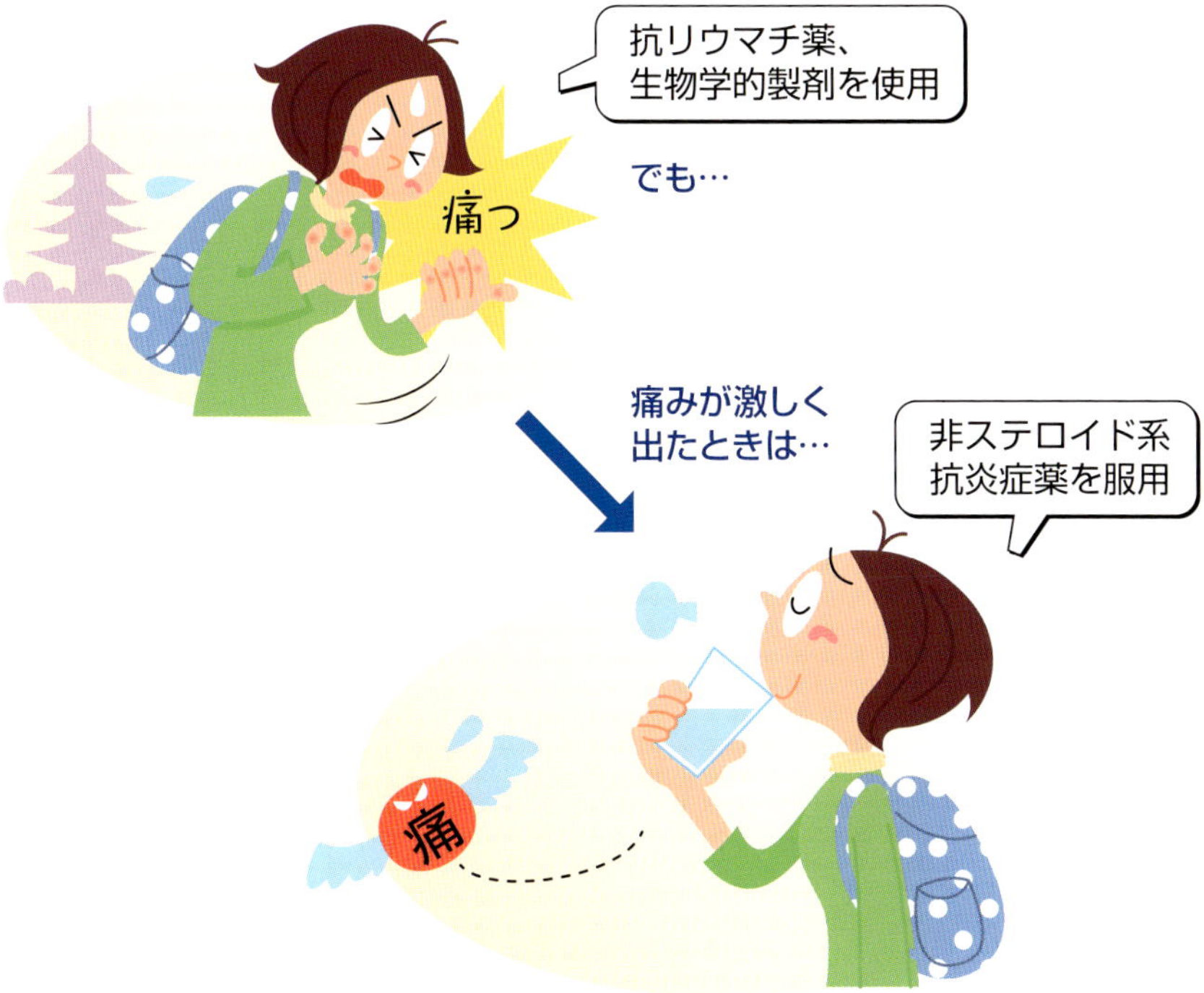
抗リウマチ薬、
生物学的製剤を使用
痛っ
でも…
痛みが激しく
出たときは…
非ステロイド系
抗炎症薬を服用
痛

治療の初期や、旅行など生活環境の変化で痛みが出たときなどに、補助薬として使用

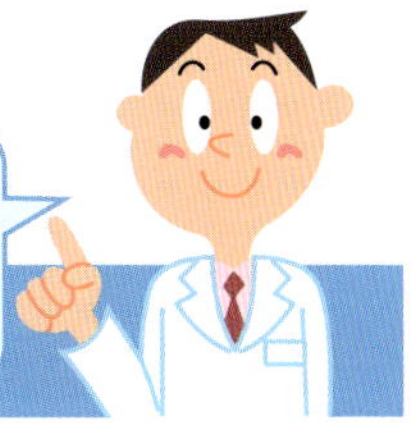

副作用として、腎障害や、肝障害などが出ることがあります。内服薬以外で坐薬、パップ剤や塗り薬などがあり、副作用が比較的出にくいとされています！

ステロイド

ステロイドは、強い抗炎症作用と免疫抑制作用があり、すみやかに効きめが現れるため、かつては関節リウマチの治療で特効薬として使われてきました。

しかし、長期間の使用で強い副作用が出ることがわかり、現在では、使い方に注意が払われています。

ステロイドは、本来副腎でつくられるステロイドホルモン*を化学的に合成した薬です。

炎症性サイトカインや炎症を起こす物質であるプロスタグランジンの働きを抑えるとされています。

ステロイドの一番のメリットは、速効性があり、効果も強いことです。効果の強さはメトトレキサートや生物学的製剤と並ぶとされています。しかし、ステロイドを長期間常用していると、副腎がステロイドホルモンをつくらなくなっていきます。また、ステロイドには骨の量を減らす作用もあるため、骨粗しょう症にもつながります。しかも、長期的に見ると、ステロイドのみでは関節の破壊を防げません。そのほかの副作用として、免疫機能の低下による感染症、糖尿病、消化性潰瘍などがあります。

ステロイドは、治療のはじめに抗リウマチ薬や生物学的製剤の効果が出るまでの期間に使うなどします。ほかの薬の効果が出てきたら、徐々に減らし、6カ月ほどで完全に止めます。

また、妊娠中など抗リウマチ薬を使えないときや、合併症があるときなど、欠かせない薬でもあります。

ステロイドはさまざまな種類があり、それぞれ抗炎症作用の強さや血中の寿命などが異なります。そのため、使い方が難しい薬でもあります。

ただし、処方されたステロイドを勝手に止めたり減らしたりすると、症状が一気に悪化することもあります。自己判断は禁物です。

用語解説 *ステロイドホルモン　副腎皮質で作られるホルモンの1種。体内で栄養分をエネルギーに変える代謝を助けるほか、からだの恒常性を保つのに欠かせない。

すみやかに効果が見られる薬②——ステロイド

非ステロイド系抗炎症薬と並び、抗炎症作用の高い特効薬として使われてきたのがステロイド

ステロイドのメリットとデメリット

メリット

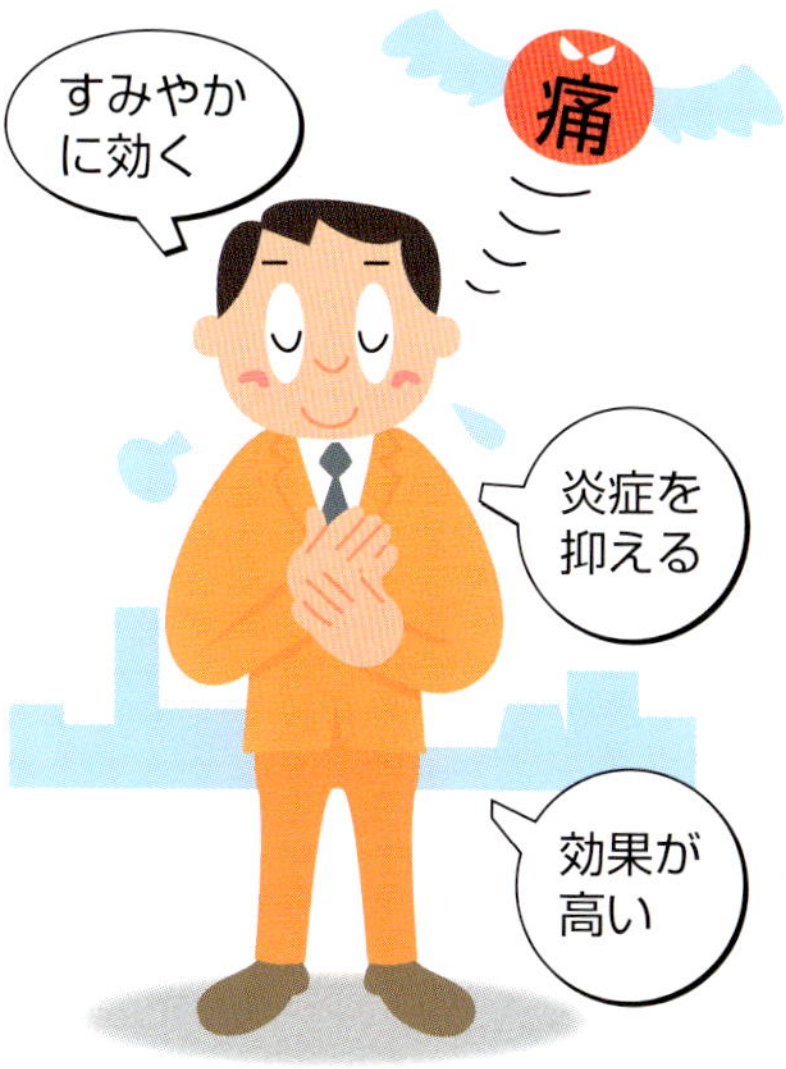
すみやかに効く
痛
炎症を抑える
効果が高い

効果の強さは、メトトレキサートや生物学的製剤と並ぶとされている

デメリット

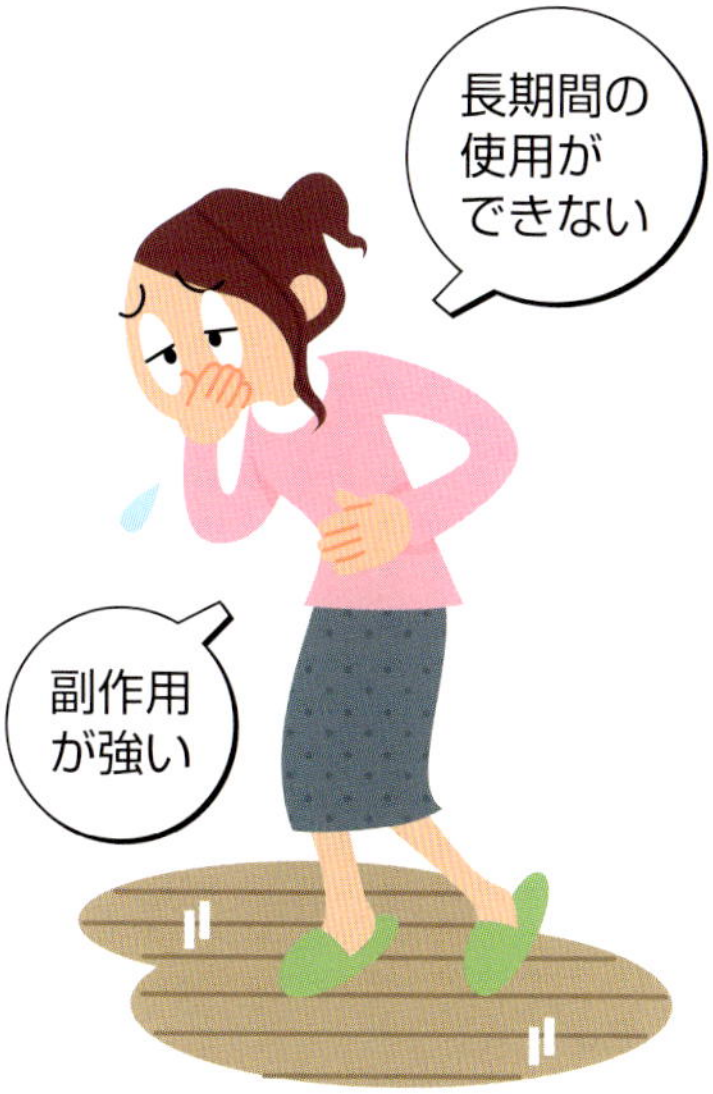
長期間の使用ができない
副作用が強い

長期使用により、骨粗しょう症などの副作用につながることも…

妊娠中など抗リウマチ薬を使えないときや、合併症があるときなどには、欠かせない薬です

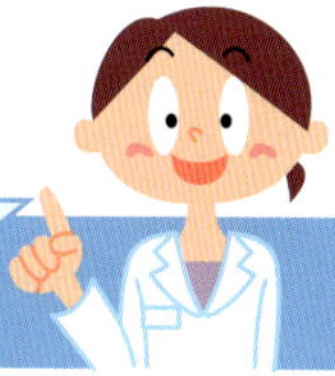

薬物療法による生活の問題点

経済的負担の考え方

薬物療法では、患者さんの状態に合わせて最適な薬を選びます。そのときに、経済的負担という視点も欠かせないポイントになります。

関節リウマチの治療で、薬代を負担に感じる患者さんは少なくありません。

例えば、生物学的製剤は効果が高いのですが、薬価も高いのです。保険適用されているので自己負担は一部なのですが、もとの価格が高ければ、負担額も高くなります。

さらに、関節リウマチの薬物療法は長期間続くので、トータルの負担額はかなりのものになってしまいます。

しかし、薬価が低いことを基準に薬を選べば、経済的負担が軽くなるかというと、そうとも限りません。

なぜなら、薬代を抑えたとしても、症状が進んでしまえば関節の破壊が進んでしまうからです。身体機能が落ちてしまえば、それにともなって別の負担が大きくなります。

例えば、関節の手術が必要になれば、入院費用、リハビリテーションの費用、通院の交通費などがかかってきます。また、全身の状態が悪化して、仕事ができなくなったり、介護が必要になるかもしれません。逆に初期にある程度の薬代がかかったとしても、症状が改善すれば薬を減らしていくことも可能です。かかる負担は長期的な視野に立って考える必要があるのです。

なお、ジェネリック（後発医薬品）やバイオシミラー（97頁参照）を選ぶことで、治療を変えることなく、費用を抑えることもできます。

長期的な視野に立った治療負担を

**治療にかかる薬代を負担に感じている患者さんは少なくない。
薬代が高いその理由は…**

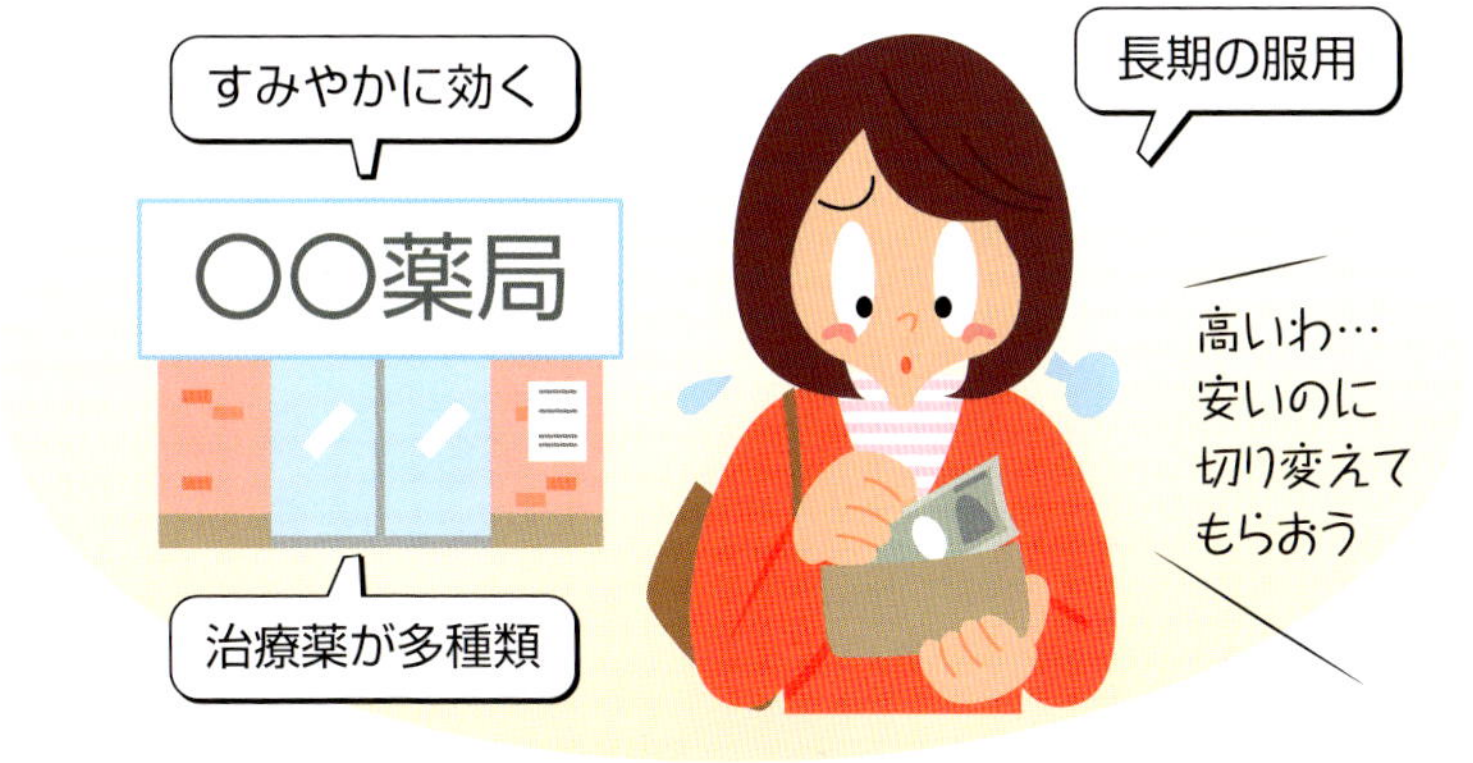
すみやかに効く
○○薬局
治療薬が多種類
長期の服用
高いわ…
安いのに
切り変えて
もらおう

しかし

効果より薬価で治療方法を選ぶと…

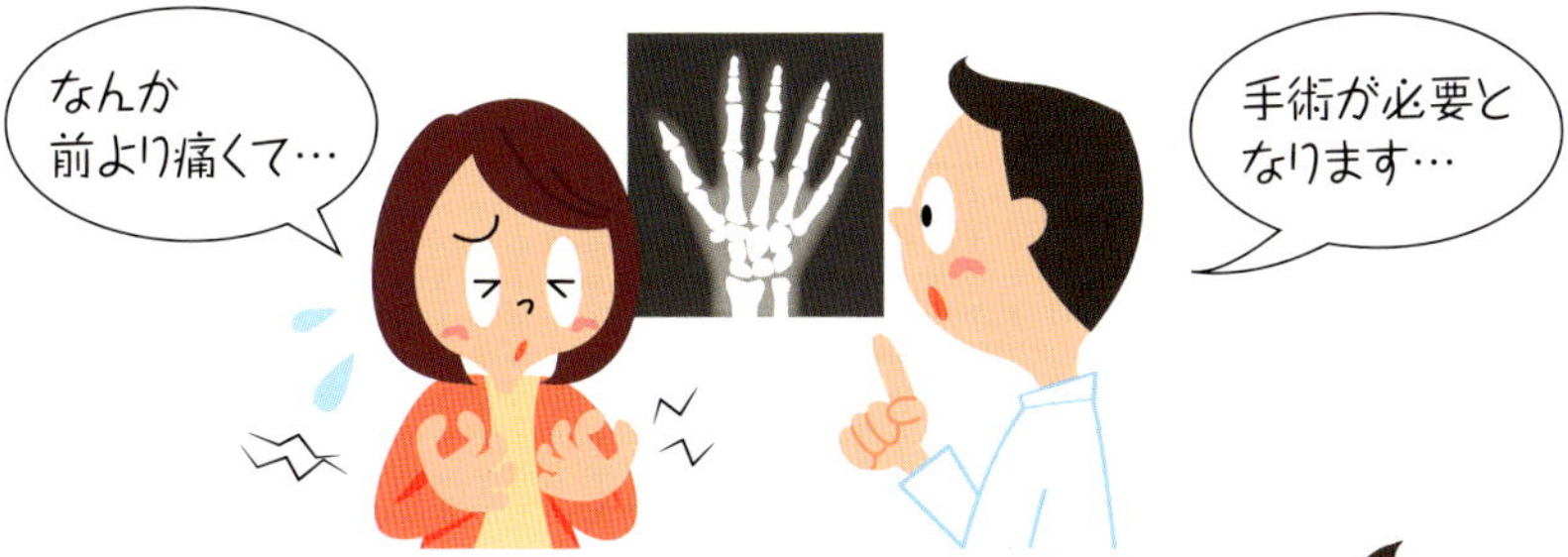

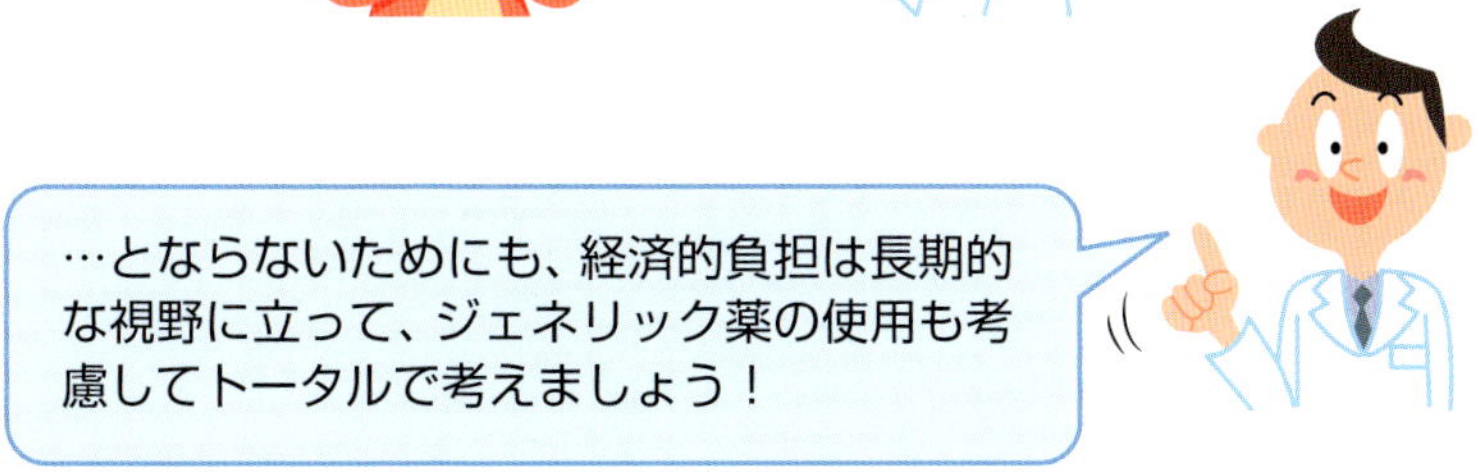

妊娠・出産を希望する場合

若くして関節リウマチを発症した場合、妊娠・出産について不安に思うこともあるでしょう。

実は、妊娠すると、関節リウマチの症状は改善する傾向にあります。関節リウマチでも、きちんとした管理のもとに、安全に産むことはできるのです。

まず大切なのは、妊娠する前に病気をコントロールすることです。妊娠中は、赤ちゃんに薬の成分が移行することもあり、使える薬が限られてしまいます。妊娠前に病気の勢いをしっかり抑えておくことで、妊娠中に関節の破壊が進むのを防ぐのです。

治療薬はお腹の赤ちゃんに影響するので、普段は避妊したうえでの、計画出産になります。パートナーの男性が関節リウマチの場合も同様です。

病気の勢いが治まったら、医師と相談のうえ、メトトレキサートの使用を中止します。中止から3カ月で薬の影響がなくなるので、避妊しなくて済むようになります。

妊娠準備期間でも使える薬は、ステロイドです。多くの抗リウマチ薬や非ステロイド系抗炎症薬、生物学的製剤は使用のタイミングなどに注意が必要です。主治医と確認のうえ、使う薬を選びましょう。

妊娠したら、パートナーの男性はメトトレキサートの使用を開始できます。妊娠中は、ステロイド以外の薬はなるべく避けましょう。ただし、勝手な判断はやめて、ぜひ主治医と相談してください。

出産後、授乳する場合はメトトレキサートを再開しません。病気の勢いが増していたり、母乳育児にこだわらない場合は、メトトレキサートを再開します。

なお、妊娠中は産科だけでなくリウマチの検診も受ける必要があります。また、妊娠中の体重増加は、関節への負荷が増し、出産後も赤ちゃんの世話は大変です。周囲の人の力も借りて、あまり身体に負荷がかからないように工夫していきましょう。

妊娠・出産をあきらめない

安全に産むための４つのポイント

1 妊娠する前にしっかり治療（コントロール）する

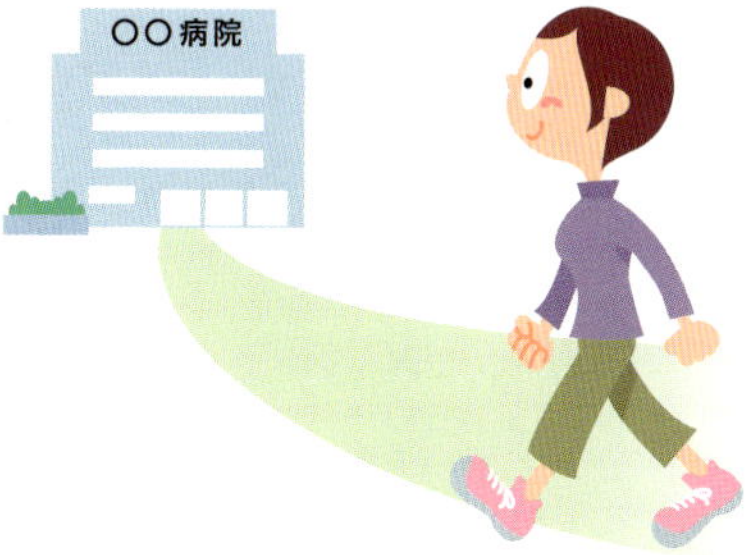

2 病気の勢いが治まったらメトトレキサートの使用を中止する（パートナーの男性も）

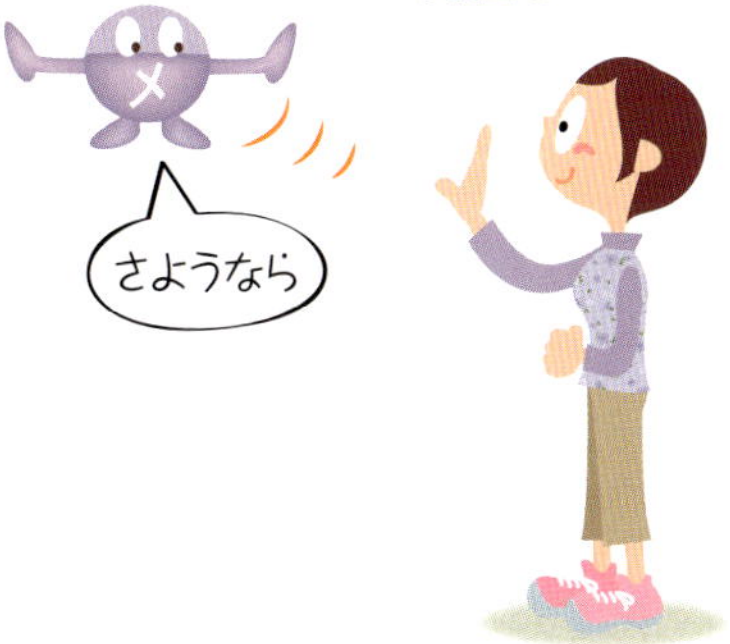

3 ステロイドへの移行

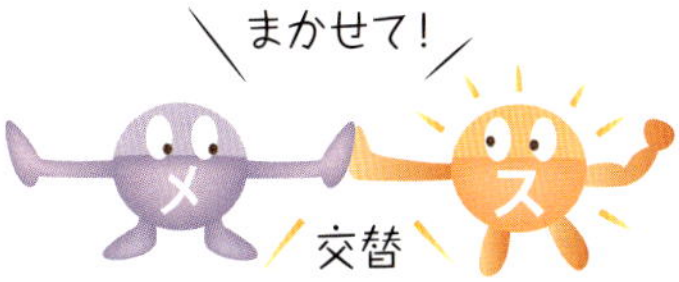

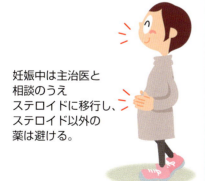

妊娠中は主治医と
相談のうえ
ステロイドに移行し、
ステロイド以外の
薬は避ける。

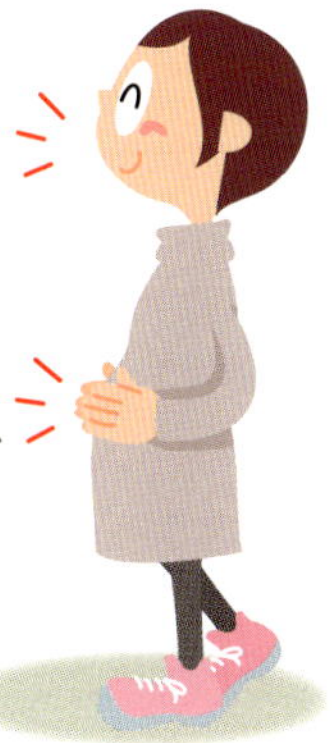

4 出産後

[授乳する場合]

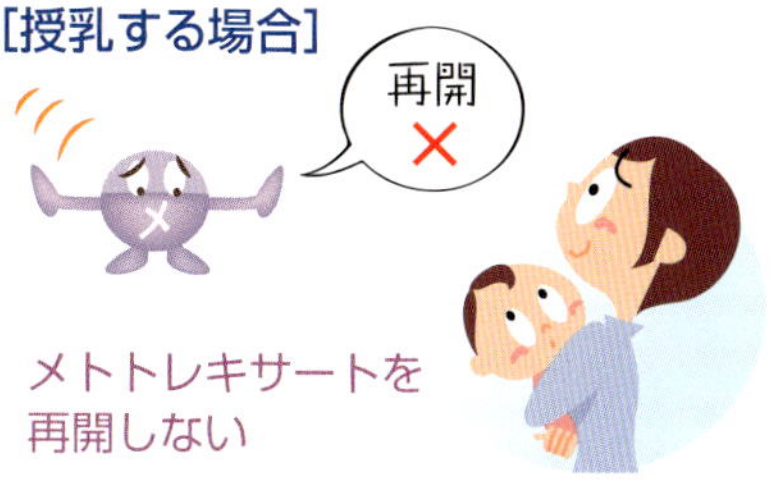

メトトレキサートを
再開しない

[母乳育児にこだわらない場合]

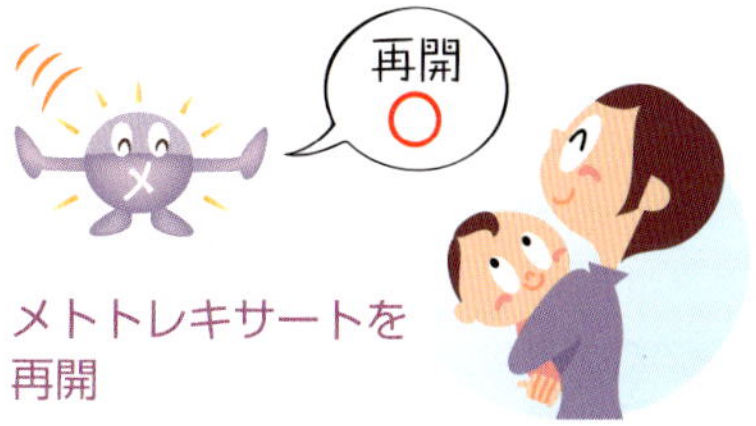

メトトレキサートを
再開

関節リウマチの手術

手術はどんなタイミングで受けるか

残念ながら、破壊されてしまった関節は薬物療法では回復できません。また、なかには薬物療法では、どうしても病気の進行を止められない人もいます。関節の破壊が進んでしまった場合は、機能回復をはかるため手術を検討します。

手術は身体への負担も大きいため、どのタイミングで受けるかも問題となってきます。ポイントになるのは、関節の機能、痛み、変形の度合いです。

現在、関節リウマチで行われる手術の中心は、膝関節や股関節などの関節です。特に下半身の関節には、体重の負荷がかかるため、加齢とともに痛みが出やすいのです。

あまり関節の破壊が進むと、そこをカバーしようとして動きに無理が生じ、ほかの関節への負担がかかる恐れがあります。変形した関節をそのままにしていると、さらに破壊も進み、痛みが激しくなることもあります。関節の破壊が進み過ぎないうちに手術を受ける必要があります。

また、炎症が治まり痛みがなくなっていても、関節の変形が著しい場合、不便を感じることもあるでしょう。美容面など精神的な負担もあります。

手術療法では、これらを解決していくことができます。主治医を通して、リウマチ専門の整形外科を紹介してもらいます。

手術は目的により、いくつかの術法から選択されますが、基本的に手術前に炎症をある程度抑えておく必要があります。病気の勢いの強い患者さんは、まずは薬物療法を行います。

また、手術前後は、傷の回復のためにいったん薬を中止することもあります。

手術を決断するタイミングは？

正常な関節とは

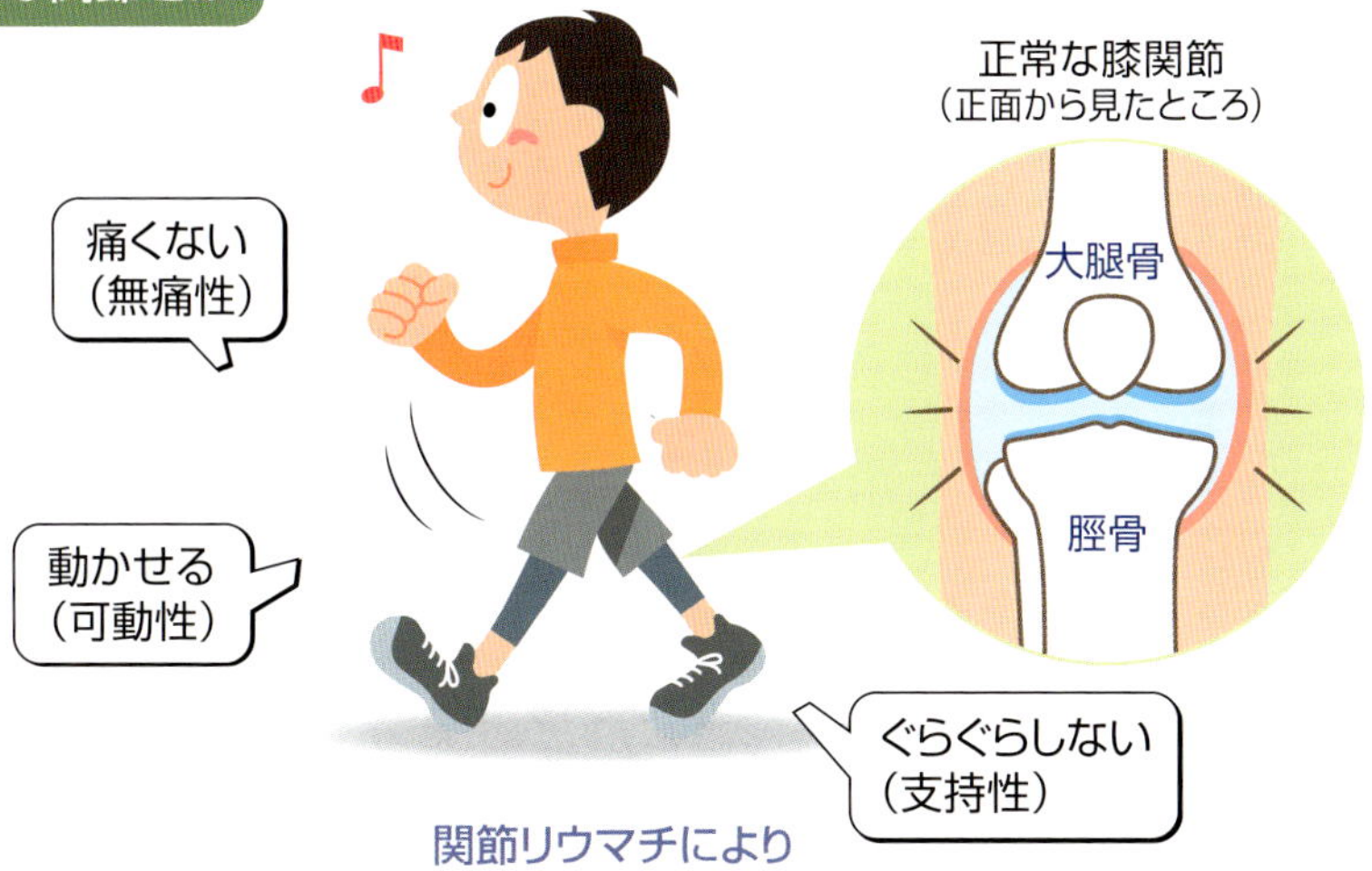

関節リウマチにより
関節破壊が進むと……

関節機能が著しく落ちる

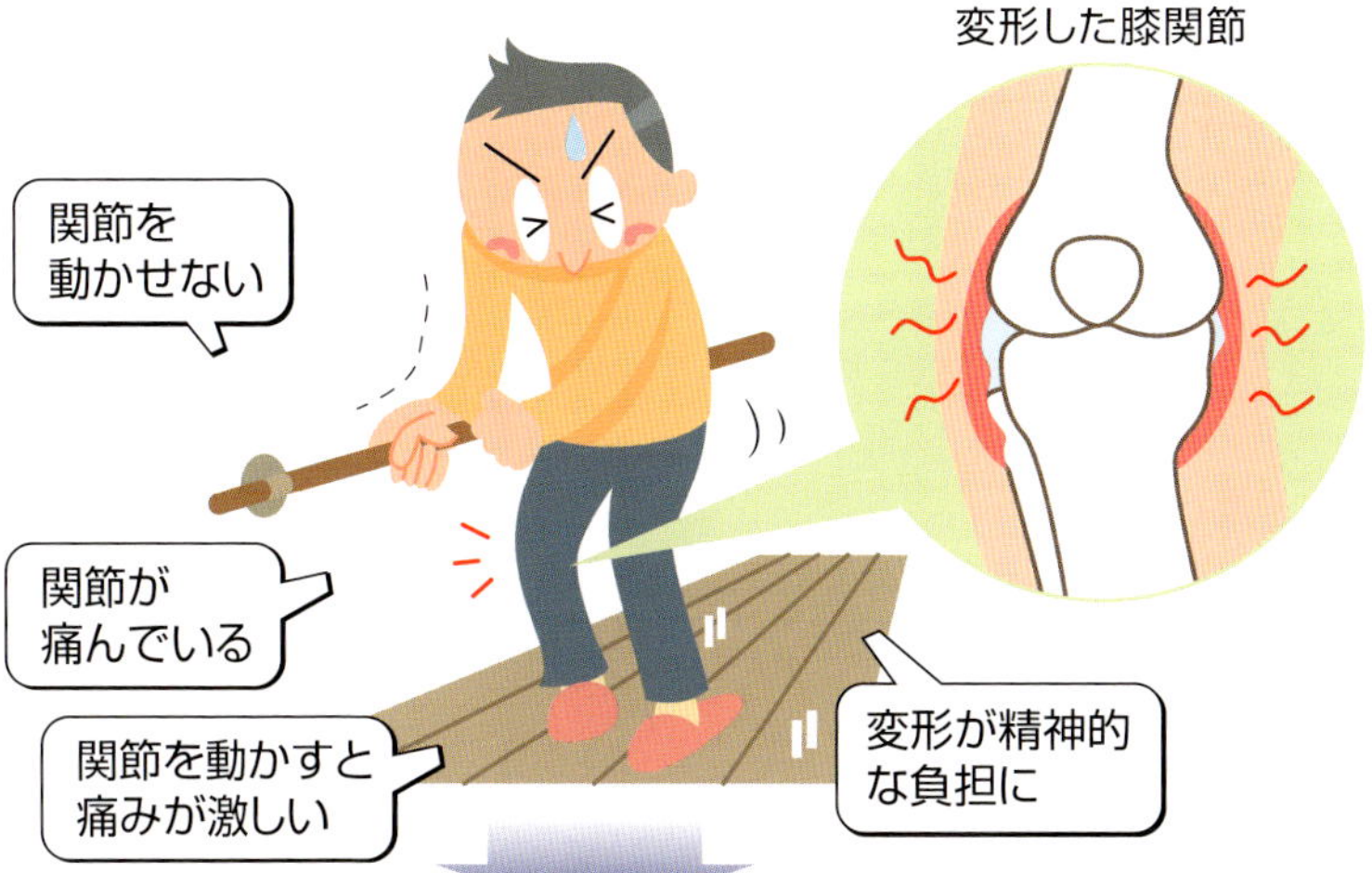
変形した膝関節
関節を
動かせない
関節が
痛んでいる
関節を動かすと
痛みが激しい
変形が精神的
な負担に

手術を検討する

大きい関節の手術—人工関節置換術

「人工関節置換術」は、破壊が進み、痛みや変形のひどくなった関節を人工関節に置き換える手術療法です。

膝関節や股関節、くるぶし、肩関節、ひじなどの大きな関節で破壊が進むと、できない動作が増えてきます。ある程度までは、装具を使用するなどしてカバーすることも可能ですが、進行すれば歩くことがままならなくなるなど、日常生活に支障をきたすようになります。あまり関節の損傷が激しいと、全身に悪影響が及ぶこともあります。

自力で歩けなくなるほど悪化する前に、手術を検討します。

手術では、損傷した関節の骨の一部や滑膜を取り除き、人工関節に置き換えます。

関節の機能を取り戻すことができるので、生活の不自由さが大きく改善します。

人工関節は、セラミック、金属などさまざまな材質で作られます。

近年は材料の研究や技術の発達により、人工関節の質が向上しています。耐用年数は20年以上まで伸び、また古くなった人工関節を新しいものに交換する再手術も行われています。

膝関節や股関節、くるぶし、肩関節、ひじなどの大きな関節の手術は、全身麻酔で行います。

手術時間は1～2時間程度、入院期間は2週間程度です。

手術後は、翌日から簡単なリハビリテーションを開始します（112頁参照）。

手指などの小さな関節でも、変形がひどい場合などは、人工関節置換術を行うことがあります。

手術時間は1～2時間程度、局所麻酔を行いますが、股関節、膝関節などは、全身麻酔あるいは硬膜外麻酔などとの併用で行う場合があります。

大きい関節を手術する——人工関節置換術

痛みや変形のひどくなった関節を人工関節に置き換える

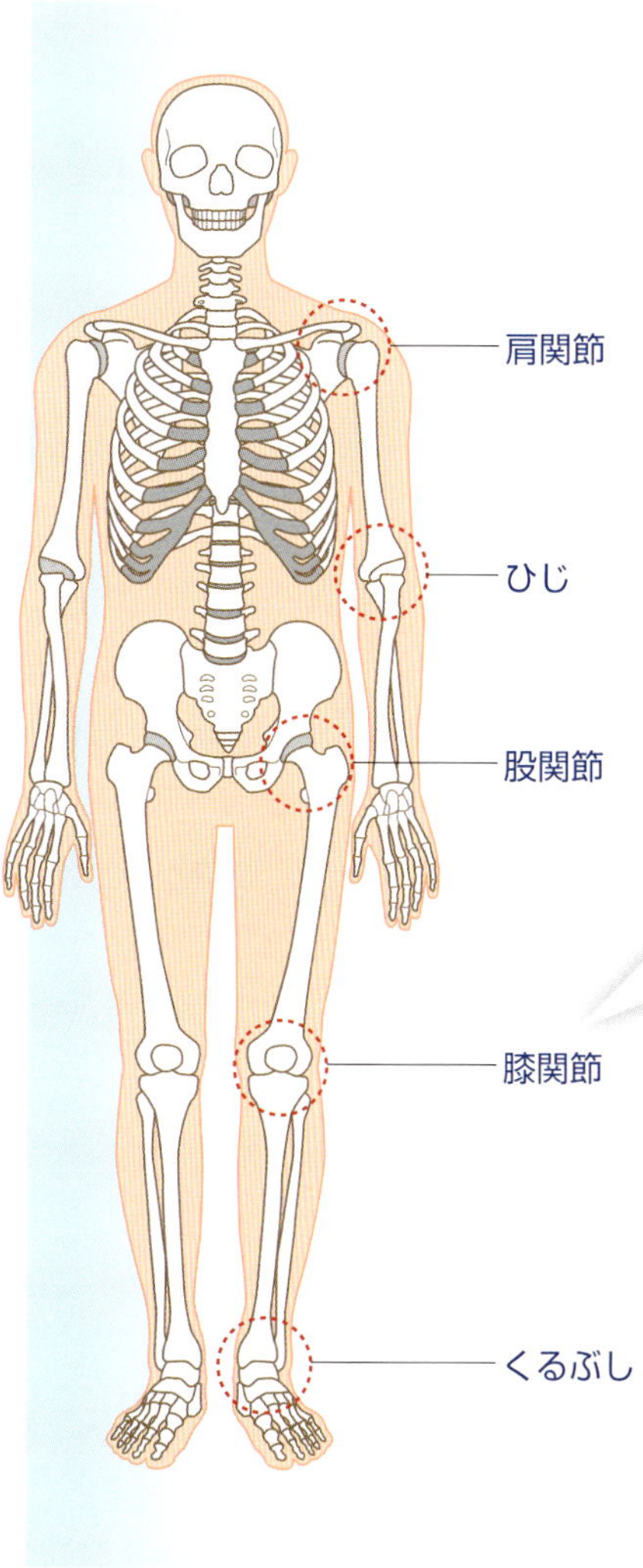

対象

膝関節や股関節などの大きな関節

↓

損傷した関節や滑膜を取り除き、人工関節に置き換える

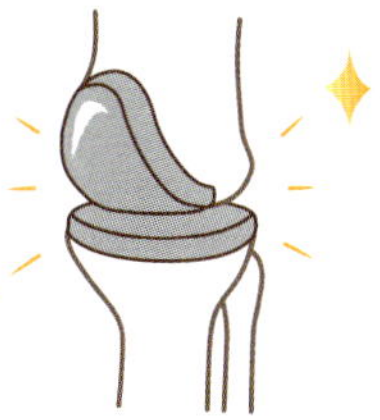

手術時間

1～2時間程度
麻酔をする

入院期間

2週間程度

↓

翌日からリハビリテーションを開始

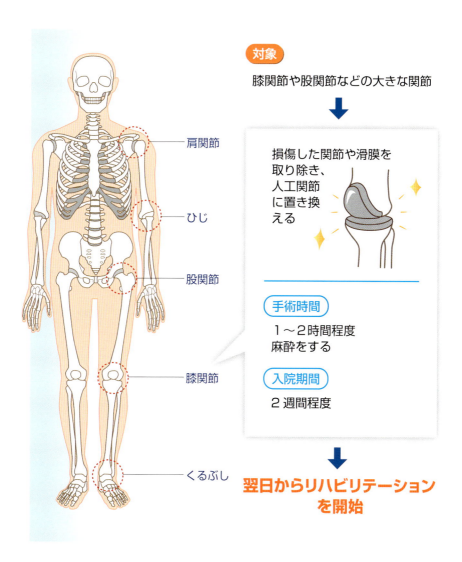

小さい関節の手術ー関節固定術、関節切除形成術、腱形成術

頸椎《けいつい》や足指のように小さな関節の手術では、人工関節置換術ではなく、「関節固定術」や「関節切除形成術」が行われます。

関節固定術とは、関節にボルトや金具を埋め込み、関節を固定する手術です。

頸椎や足首、足指などは、身体を支えており、関節の「支持性*」が求められる部位です。

関節固定術を行うと、関節の特徴である「可動性*」が失われます。しかし、しっかりと固定することで、支持性が確保され、関節がつぶれて圧迫される可能性のある神経などを守ることができるのです。

関節切除形成術は、関節の一部を手術によって切り取るものです。

足などが変形してひどい痛みが出ていたり、脱臼してトラブルになったりしているときに行われます。

特に、外反母趾が進み、靴を履けないほど足指が変形して、歩行時に痛みがあるときなどに行われるケースが多くあります。

そのほか、腱《けん》が断裂してしまった場合に、「腱形成術」が行われます。

関節リウマチにより、筋肉と骨をつないでいる腱が擦り切れたり、その周囲の組織が損傷することがあります。手や指などを動かしにくくなるだけでなく、変形が進んでしまいます。

腱形成術では、手術でそれを再建します。腱再建術と同時に関節の骨を切り取るなどの手術を行うこともあります。

なお、かつては、炎症のひどい滑膜を切除する「滑膜切除術」がありましたが、薬物療法の進化もあり、現在はほとんど行われていません。

用語解説 可動性・支持性　関節の機能として、関節を動かせる「可動性」と、ぐらつかない「支持性」がある。体の重さを動きのなかでも支えるために欠かせない。

小さい関節の３つの手術法

1 関節固定術

関節にボルトや金具を埋め込み、関節を固定する

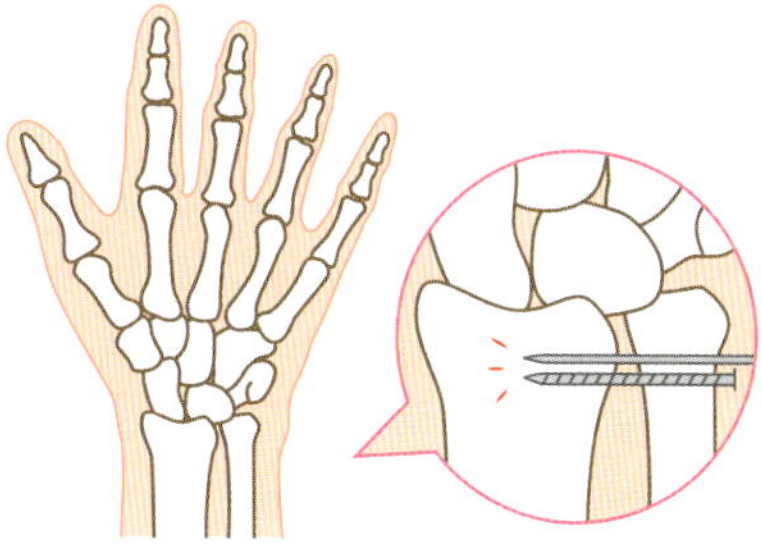

2 関節切除形成術

関節の一部を手術によって切り取る

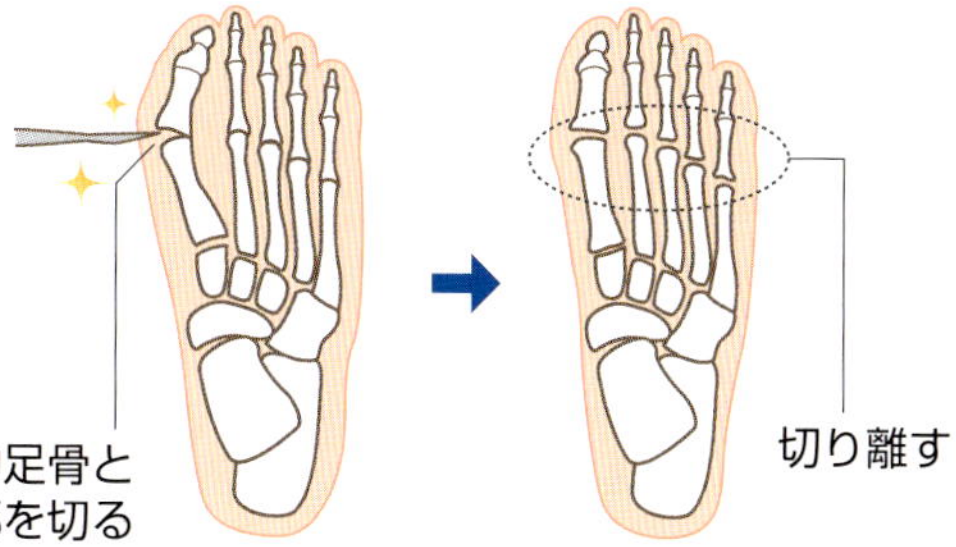
第１～５中足骨と趾骨の一部を切る

3 腱形成術

腱が断裂してしまった場合

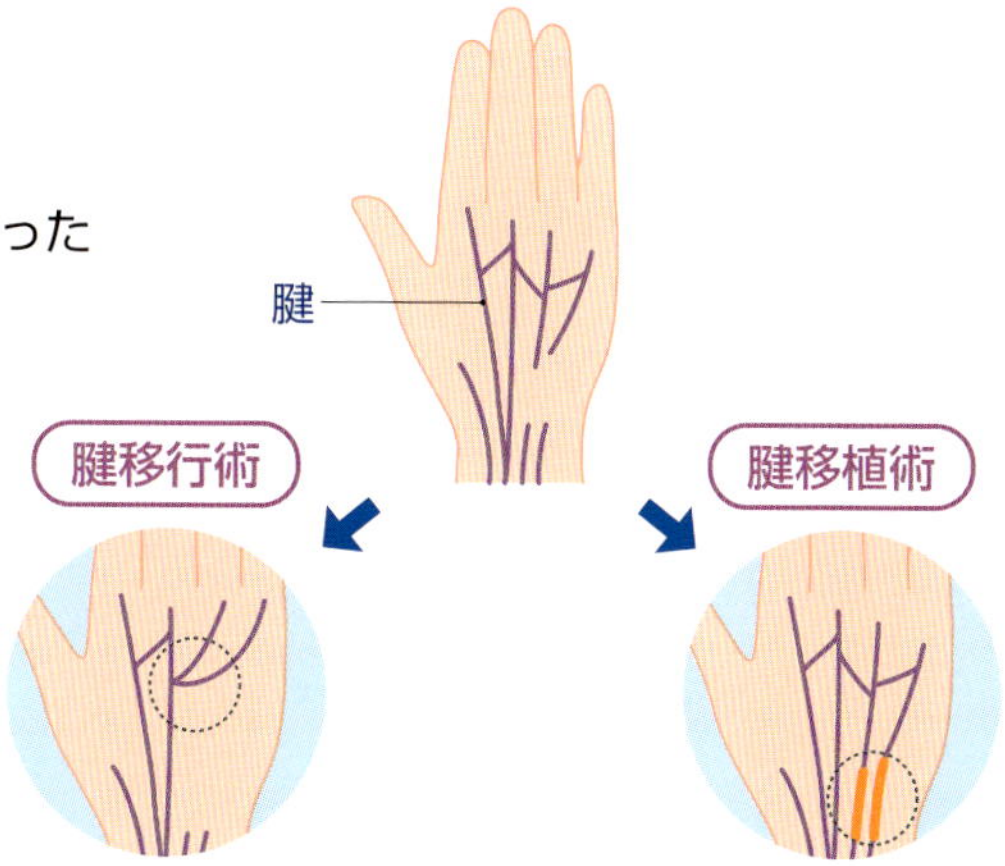

手術後、退院までの流れ

関節リウマチの手術では、術後のリハビリテーションがとても大切です。

手術を受けたからといって、すぐに動きがスムースになったり、発症前のような関節に戻るわけではありません。リハビリテーションによって、少しずつ機能を回復していきます。

リハビリテーションは、手術の翌日から始めますが、主治医との相談が必要です。

膝や股関節は早めに、足指や手指などの小さな関節は、関節に負担にならないように慎重に始める傾向にあります。

手術後1日目、たいていはベッドの上で身体を動かすなど、軽めのリハビリからスタートします。

2日目から訓練室でのリハビリを始めます。

平行棒を利用した歩行訓練や、歩行器などを使用する場合もあります。少しずつ身体を慣らしていき、杖を使った歩行に切り替えます。

関節リウマチの関節症状は、周囲の筋肉に影響することも多くあります。リハビリテーションで筋力をつけることで周囲の筋肉の衰えに対処します。

また、術後一定期間を経て薬物療法を再開します。

退院後も、定期的に通院してリハビリテーションの指導を受けます。

注意したいのは、患者さんによって術後の回復やリハビリテーションの効果に差があることです。

関節や周囲の筋肉の状態によって、どの程度の負荷がかけられるのかも違いがあります。他の人と比べて無理をしたり、負担をかけ過ぎてはよくありません。リハビリテーションは、あくまでも医師や専門家と相談して進めます。

また、術後の回復には数カ月単位の時間がかかります。ゆっくりでも回復していくものなので、あきらめずに取り組みましょう。

手術後の退院までの流れ

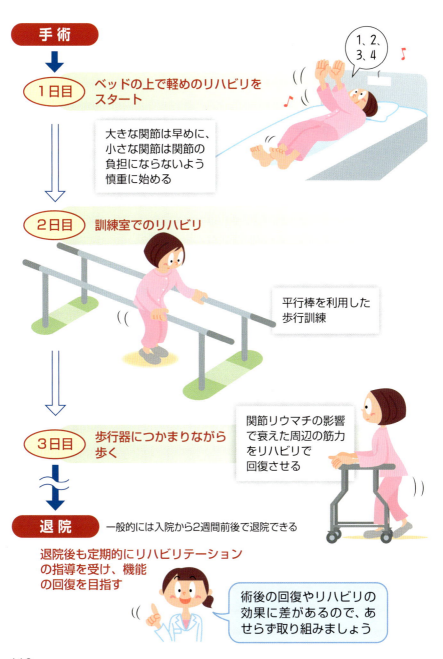

手術

↓

1日目 ベッドの上で軽めのリハビリをスタート

大きな関節は早めに、小さな関節は関節の負担にならないよう慎重に始める

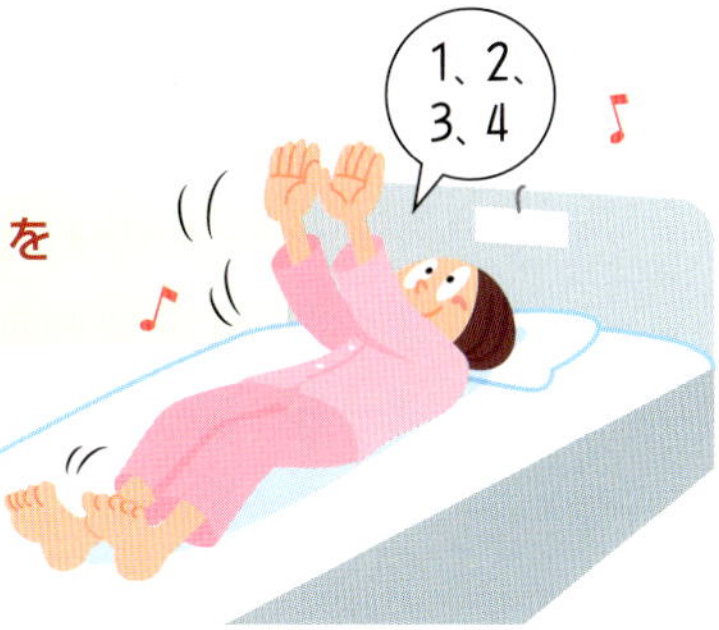

↓

2日目 訓練室でのリハビリ

平行棒を利用した歩行訓練

↓

3日目 歩行器につかまりながら歩く

関節リウマチの影響で衰えた周辺の筋力をリハビリで回復させる

↓

退院 一般的には入院から2週間前後で退院できる

退院後も定期的にリハビリテーションの指導を受け、機能の回復を目指す

術後の回復やリハビリの効果に差があるので、あせらず取り組みましょう

column

血漿交換療法とリンパ球除去療法

「血漿《けっしょう》*交換療法」「リンパ球除去療法（白血球除去療法）」とは、血液中に含まれている炎症や免疫機能の異常に関わる原因物質を体から排除するための治療法です。

血漿交換療法は、血液を一度体外に出し、血漿分離器で血液中から血漿を分離して、血漿中に含まれる物質を破棄して、同等量の血漿成分を血液に加え、体内に戻す治療法です。

リンパ球除去療法は、血液を体外に出し、特殊なフィルターでリンパ球を含む白血球を除去して、浄化した血液を体に戻す治療法です。

悪性関節リウマチに血漿交換療法が、関節リウマチには白血球除去療法がそれぞれ保険適用となっています。

ただし、薬物療法にくらべ効果は極めて限定的です。身体のこわばりに改善がみられますが、関節の破壊を止めることはできません。

いずれも費用がかかることもあり、その有用性にはさらに検証が必要です。欧米では使われません。

用語解説 血漿　血液のうち、赤血球、白血球、血小板の血球成分を除いた液体成分。水分のほか、たんぱく質や脂質、糖質、ホルモンや抗体なども含まれている。

第4章

リハビリテーションで身体の機能を維持する

関節リウマチにかかってからも毎日の生活を維持するために欠かせないのが、運動療法などのリハビリテーションです。関節を守り、身体の機能を維持するための方法を紹介します。

リハビリテーションの目的

動ける身体を保ち、生活の質を下げない

関節リウマチの治療の目的は、患者さんの暮らしを守ることにあります。

例えば、薬物療法と手術療法も、薬で関節の破壊を止めたり、関節の機能を手術で回復させたりすることで、身体を動けるように保ち、生活の質を損なわないために行うのです。また、これらの治療で改善した機能を最大限に生かすためにも、リハビリテーションを併用させていくのです。

リハビリテーションには、身体の機能を守るという大きな意義があり、具体的な目的は3つあります。

1つめは、関節を固まらせないこと。関節に炎症があるときは、関節の動きそのものが低下します。痛みや腫れを悪化させないため、安静にする必要もあります。しかし、関節は、あまり動かさないでいれば可動域が狭くなり、どんどん動かしにくくなってしまうものです。

2つめは、筋力の維持です。関節は周囲の筋肉によって支えられています。関節を使わなければ、筋肉が落ちて動かしにくくなります。関節に負担がかかりにくい適切な運動を行うことで、筋肉を維持することが大切です。

3つめは、関節を保護すること。動作を工夫したり、装具を使って関節に余計な負荷がかからないようにすることです。

リハビリテーションというと、身体を動かす運動療法を思い浮かべる人が多いのですが、ほかにも理学療法や装具療法などさまざまあります。先に挙げた3つの目的のために、その患者さんにとって必要なものを専門家とともに選択し、実行します。

リハビリテーション――3つの目的

1 関節を固まらせない

可動域を維持し、身体機能を守る

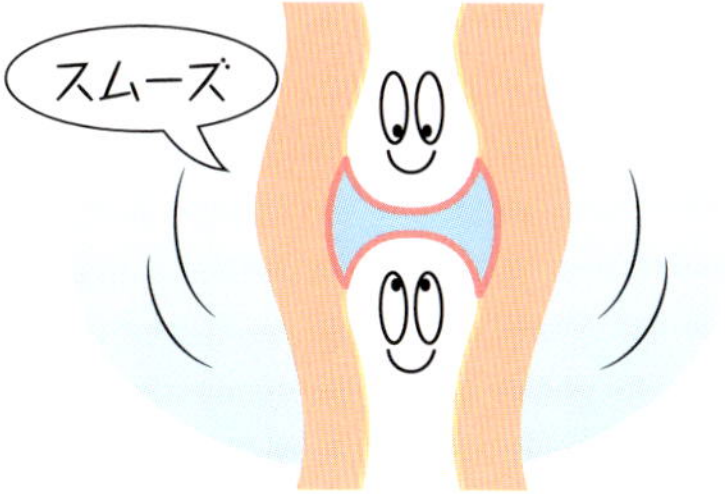

2 筋力の維持

適切な運動で筋力を維持する

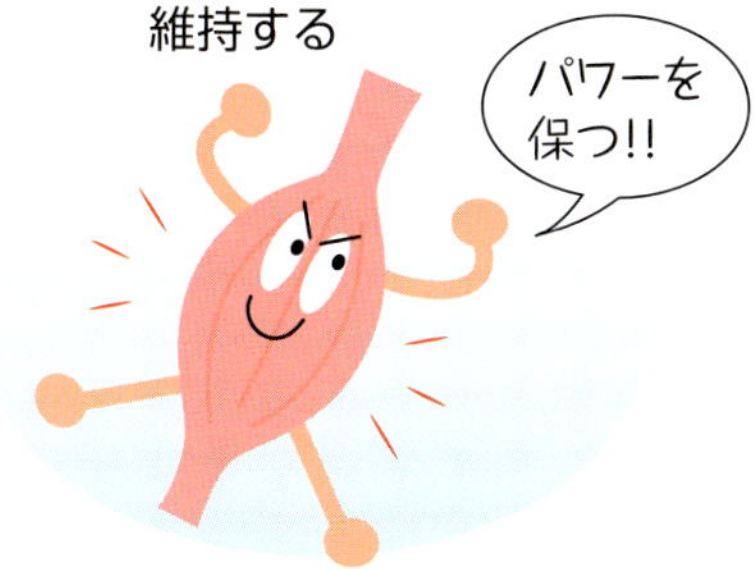

3 関節を保護する

動作の工夫や装具の使用で関節に負担をかけ過ぎない

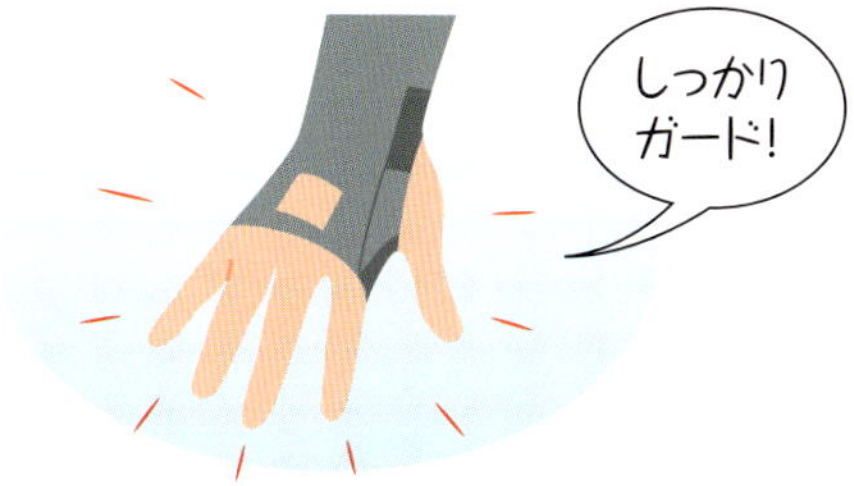

「患者さんの暮らしを守る」

リハビリテーションは、さまざまな方法を用いて患者さんの身体機能の保持や回復をはかります

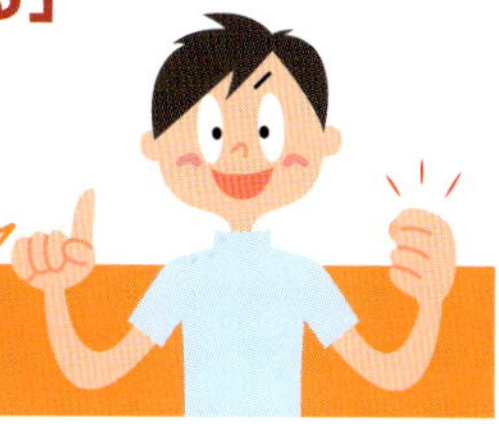

医師・専門家の指導を受ける

リハビリテーションには、おもに「運動療法」「作業療法」「装具療法」があります。

運動療法は、運動で身体を刺激して身体機能の回復を目指します。患者さん自身が自宅でも簡単に取り組め、効果の高い「リウマチ体操（122頁参照）」がよく行われています。

作業療法とは、日常生活のなかでの動作を見直し、関節への負担を減らしたり、身体の機能を失わないようにするものです。

装具療法は、関節の変形が進んでいるときに、サポーターなどの装具を使うことで矯正したり、それ以上の変形を防ぐものです。

こうしたリハビリテーションは、主治医あるいは専門家がリウマチ体操を指導して、患者さん自らが積極的に実施してもらうことが重要です。

関節リウマチの症状の現れ方は、個人によって異なります。また、薬物療法を行っていても、症状の強さには波があるものです。

身体の状態により、できる動作やかけられる負荷は異なります。リハビリテーションを行う際には、それを見極めて目標を設定し、療法の種類や回数などを決めます。

例えば、関節に炎症があるときは、炎症を抑える物理療法を中心に、関節の可動域や筋肉を維持する軽めの運動療法を組み合わせ、炎症が治まってきたら筋肉をつけるための運動療法をプラスする、などです。

患者さんはリハビリテーションの必要性の有無をまず主治医に確認して、必要となれば、体への危険を避けるために専門家の指導のもとに行います。

リハビリテーションの主体となるのは、患者さんです。患者さん本人が、実施するリハビリテーションの意味を理解し、積極的に行う必要があります。焦らずじっくり取り組んでいきましょう。

基本となるリハビリテーション

リハビリテーションには「運動療法」「作業療法」「装具療法」の3つがある

運動療法

身体機能の回復を目指す

➡ **リウマチ体操**
など

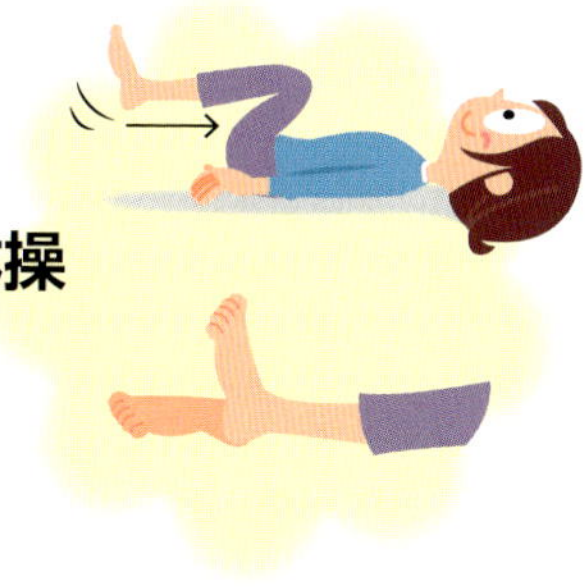

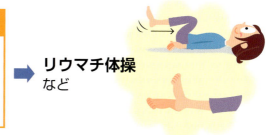

作業療法

日常生活での動作を見直し、関節への負担軽減を目指す

➡ **生活環境の工夫**
など

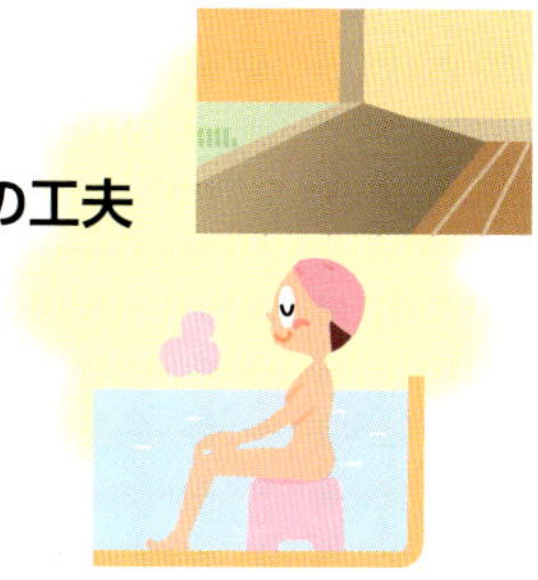

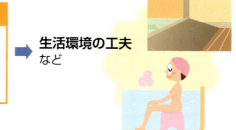

装具療法

関節の保護、矯正をはかり、日常動作の改善を目指す

➡ **サポーター**
スプリント
など

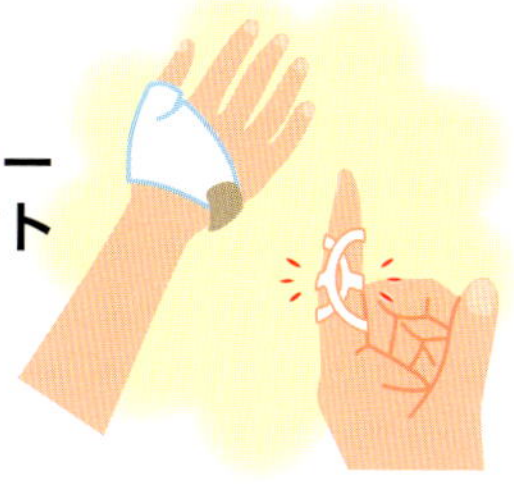

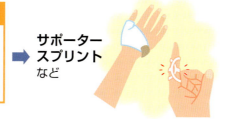

運動で関節の動きを保つ

自分ができる運動からスタート

関節リウマチの運動療法の目的は、大きく「関節の可動域を維持する」「筋萎縮《きんいしゅく》と筋力低下を防ぐ」「関節の変形を防止する」ことにあります。

関節は障子にもたとえられます。障子を長く使わないでおくと、滑りが悪くなって開け閉めに難儀するように、関節も使わないでいると動く範囲＝可動域が狭くなってしまうのです。さらに動かなければ筋線維は細くなり、筋力が低下してしまいます。より関節の変形が進みやすくなってしまうのです。

まずは生活のなかで歩いたり全身を動かすようにするだけでも、十分に運動になります。通勤や買い物などでも、車や交通機関を使う回数を減らしたり、1駅手前から歩くなどの機会をつくります。

なかでも、関節リウマチの患者さんの関節を守るために工夫されたリウマチ体操（122頁～参照）を、毎日の生活のなかに取り入れたいものです。

薬物療法で効果があらわれ症状が落ち着いたら、散歩や水中ウォーキングなどもよいでしょう。

水中ウォーキングは、水の浮力を利用するため、関節への負担が軽く、全身の運動になります。身体の状態がよければ、ゴルフやテニス、ジョギングなどのスポーツも楽しめますが、無理のない範囲で行いましょう。腫れや痛みがあるなど病気の勢いが強いときは、関節を傷めないことを優先します。

もう一つ、身体を動かすときには、無理な動きをしないこと。身体への負担が軽いリウマチ体操も、勢いをつけたり無理に押したりは厳禁です。

ゆっくりした動きでも、可動域を広げ筋肉をつける効果は十分にあります。運動の後や翌日に痛みや疲れが残らない程度にしましょう。

自分ができる運動からスタート

運動の3つの目的

- 可動域を維持する
- 筋萎縮と筋力低下を防ぐ
- 関節の変形を防ぐ

【毎日行うもの】

リウマチ体操

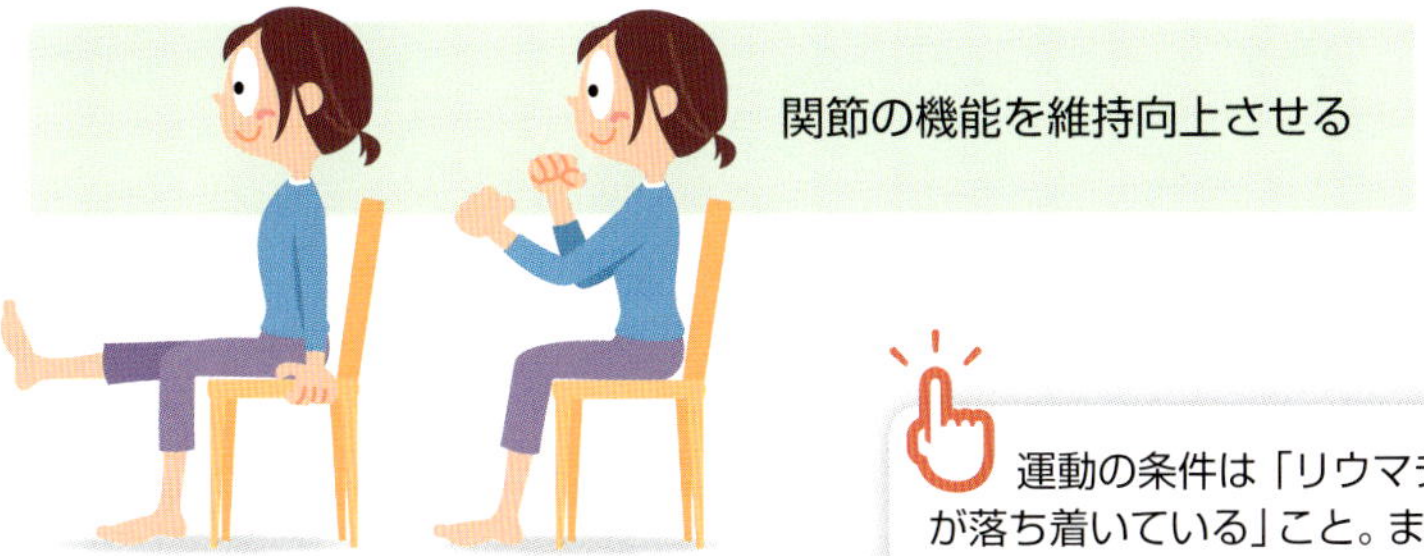
関節の機能を維持向上させる

運動の条件は「リウマチの症状が落ち着いている」こと。また、身体を動かすときには無理な動きをしないように心がけよう

【無理のない計画に沿って行うもの】

歩く

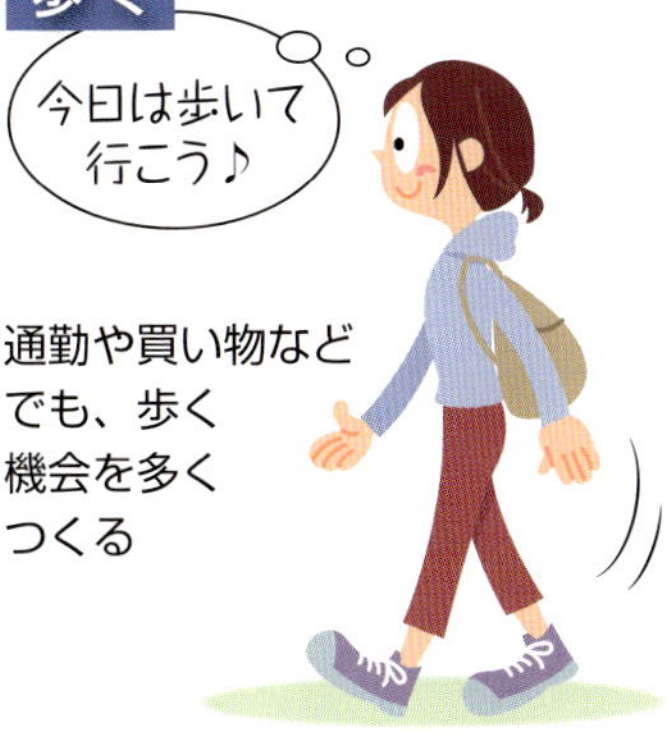
今日は歩いて行こう♪
通勤や買い物などでも、歩く機会を多くつくる

水中ウォーキング

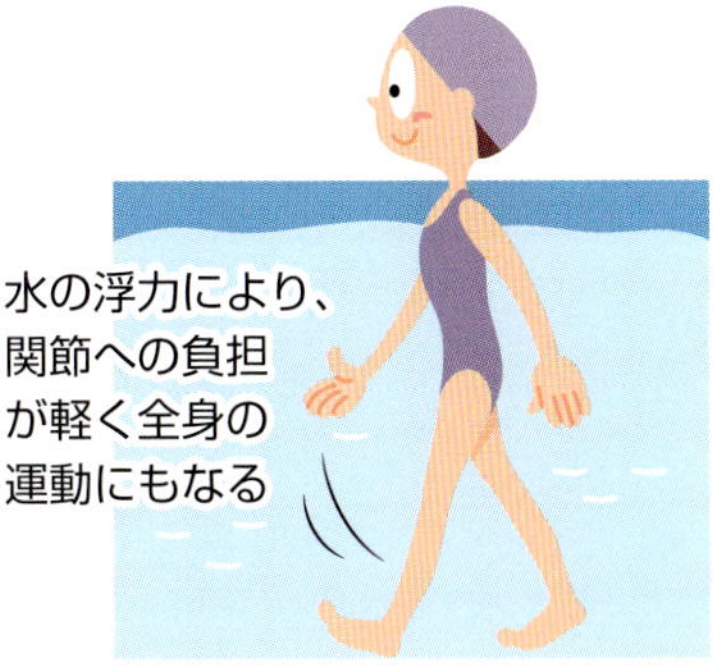
水の浮力により、関節への負担が軽く全身の運動にもなる

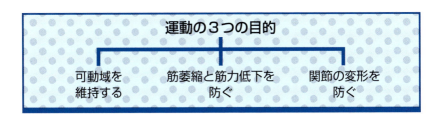

リウマチ体操

リウマチ体操は、誰もが気軽に取り組め、効果が高い運動療法です。

簡単な動きで、関節の可動域を広げ、筋肉をつける優れた効果があります。関節リウマチで関節に症状が出ているときも、下肢《かし》だけ、手だけなど、選んで行うこともできます。

効果的にリウマチ体操を行うためには、いくつか注意点があります。

1つめは、自分の身体と相談しながら行うということです。

次頁から紹介するリウマチ体操は、1日数回からはじめ、徐々に回数を増やしていきます。

しかし、真剣に取り組むあまり、やり過ぎてしまうのもよくありません。目安は「翌日に疲れを残さない」程度です。また、痛みが出たり、違和感があったら、目標回数は気にせず止めましょう。

2つめは、自分の力で行うこと。自分で関節の様子を伺いながら、痛みが出ず、我慢できる程度に伸ばしたり動かしたりするのが、安全に行うコツです。他人の手を借りて行うと、無理な動きになってしまい、かえって関節を傷めるおそれがあります。

3つめは、体操の途中で呼吸を止めないこと。ゆっくり息をしながら、行いましょう。いきむと力が入りすぎて、やはり関節を傷めるもとになります。

4つめは、動かしている筋肉を意識すること。どの筋肉を使い、どう効かせようとしているのか、意識すると効果的です。

最後に、できるだけ毎日行うこと。自分の身体と相談しながら、無理をせず、しかし根気よく続けていきましょう。

ゆるやかでも必ず効果は出てくるものです。楽だな、と感じるようになったら、30回まで回数を増やし、それも無理がなければ、午前と午後で1セットずつ行うようにしましょう。

リウマチ体操

各体操をそれぞれ何回ずつ行うかは、医師や理学療法士に相談して、その指示に従いましょう

下肢の運動

体重を支え、歩いたりしゃがむときなど多くの動作を支えているのが、下肢の筋肉。特に、太ももの大きな筋肉が落ちると転倒しやすくなる

大腿四頭筋を鍛える体操

❶ 椅子に深く腰掛け、片方の膝を伸ばして持ち上げる

❷ 5～10秒間キープして、ゆっくり下ろす

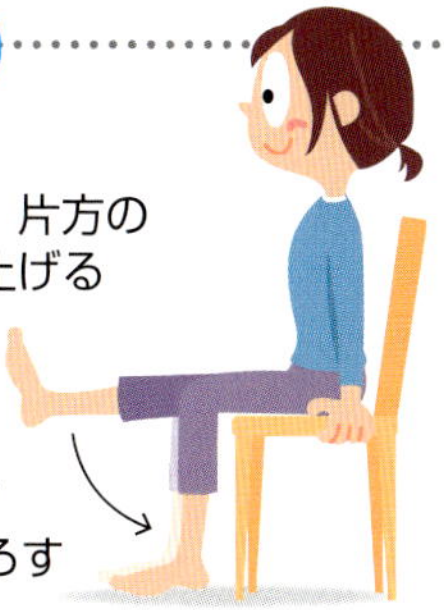

❸ ❶❷を数回繰り返し、反対の足も行う

※足首に重りをつけて行ってもよい

大腿四頭筋セッティング

❶ 床に仰向けになり、膝の下に丸めたタオルなどを入れる

❷ 膝を伸ばして、膝の皿（膝蓋骨）を胴体に引き上げるように足に力を入れ、5秒間キープする

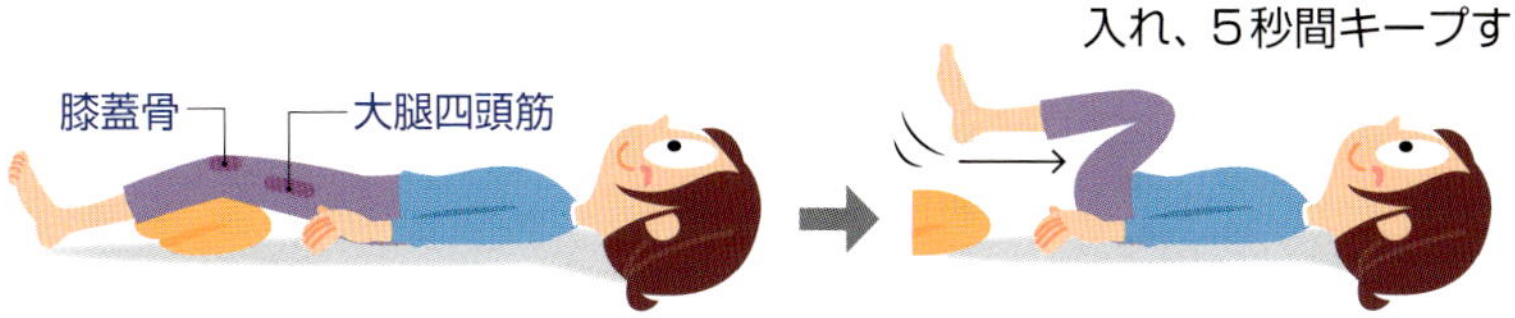

足首の運動

❶ 仰向けになり、足先を天井に向けて3～5秒キープする

❷ 足首を伸ばして、3～5秒キープする

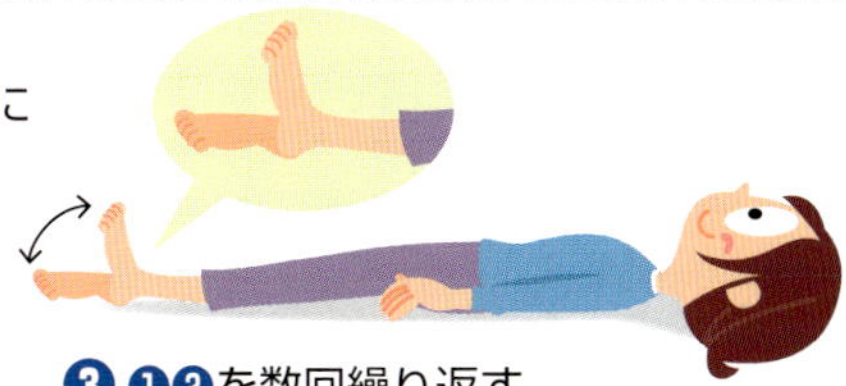

❸ ❶❷を数回繰り返す

上肢の運動

椅子に座ったままできる運動が多いので、すきまの時間などを利用して行うのもよい

肩を捻る運動

❶ 小さく前ならえをする

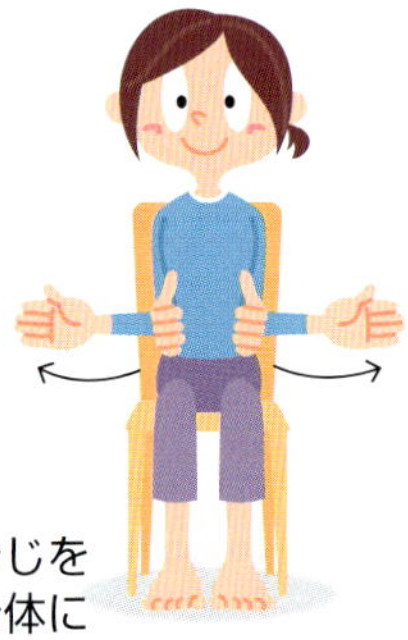

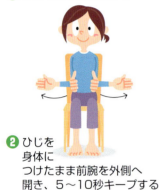

❷ ひじを身体につけたまま前腕を外側へ開き、5～10秒キープする

腕を上げる運動

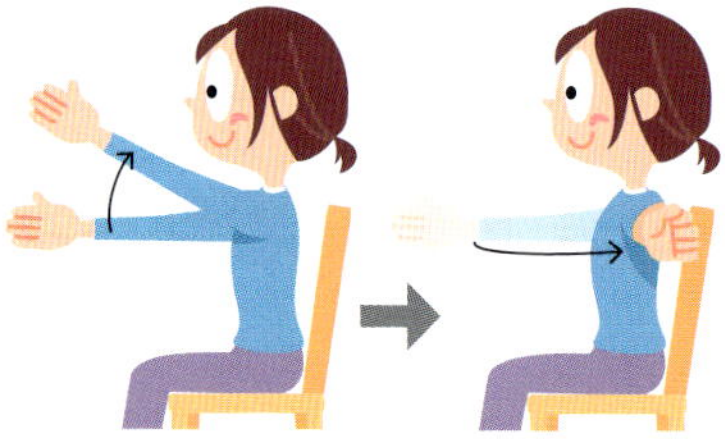

❶ 前ならえをして5～10秒キープし、そのまま斜め上に両腕を上げ、5～10秒キープする

❷ 両腕を水平に広げ、5～10秒キープする

下肢の運動

足を広げる運動

❶ 仰向けになり、膝の少し上げる

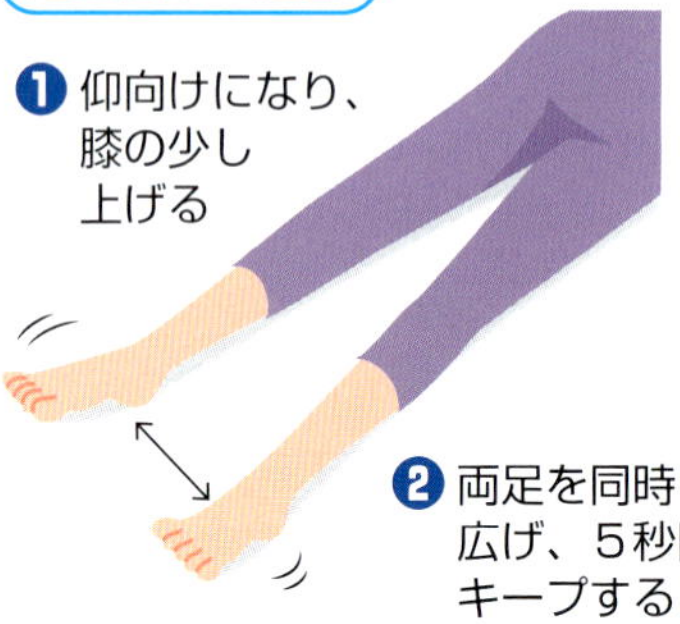

❷ 両足を同時に広げ、5秒間キープする

足を上げる運動

❶ 仰向けになる

❷ 膝を伸ばしたまま片足を上げ、5秒間キープする

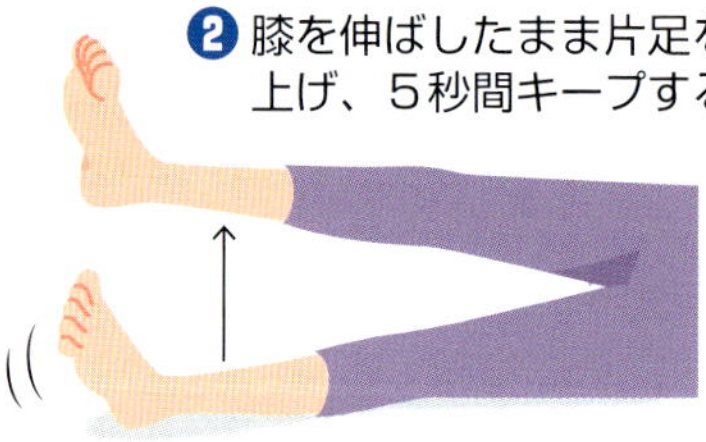

❸ 反対の足でも同様に行う

膝を曲げての屈伸

❶ 椅子に深く腰掛ける

❷ 足を左右交互に前後に動かし、それぞれ5秒キープする

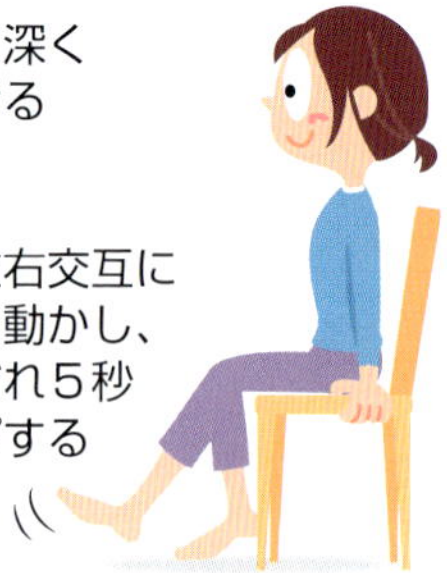

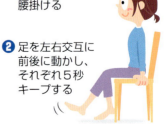

手指の運動

❶ ゆっくり手指をパーに開き、
5秒キープする

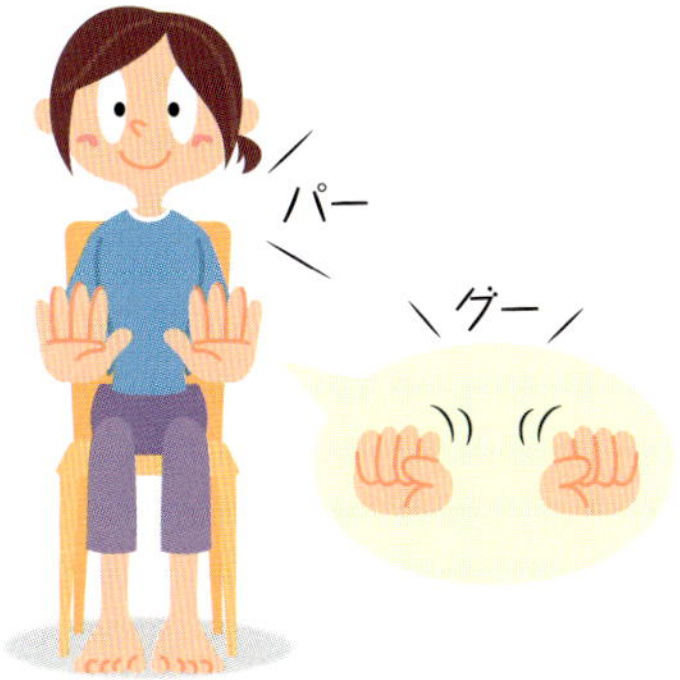

❷ 指を閉じて、グーの状態を
3～5秒キープする

ひじの屈伸

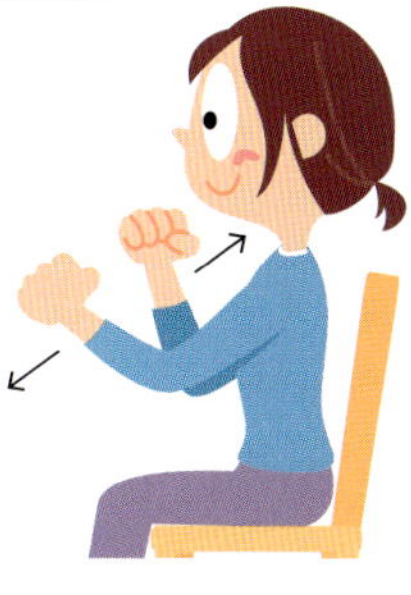

❶ ひじを軽く曲げ、腕を左右交互に
前後方向へ動かした状態で、それ
ぞれを5～10秒キープする

手首の運動

❶ 前ならえをして、
手先を手首から
上に曲げ
3～5秒、
下に曲げ
3～5秒、
キープする

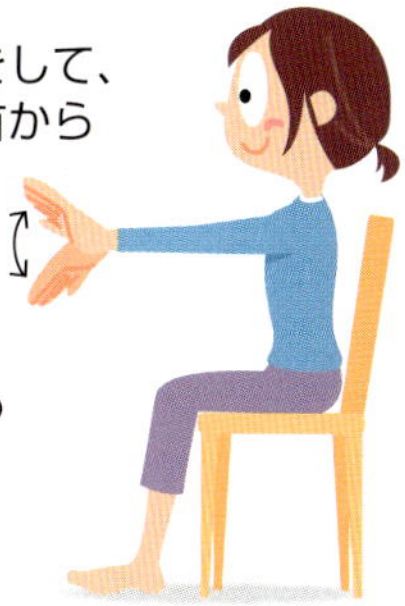

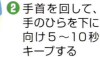

前腕を回す運動

❶ 小さく前ならえをして、
手のひらを上に
向け5～10秒
キープする

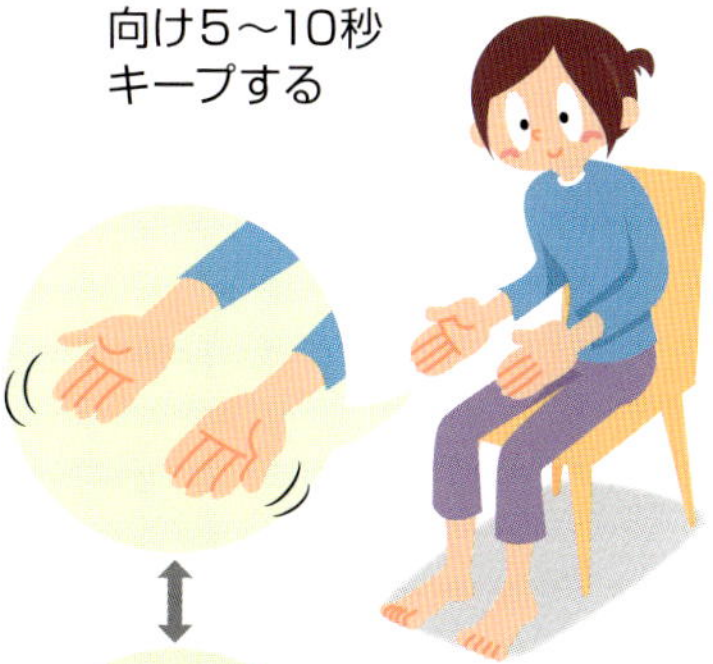

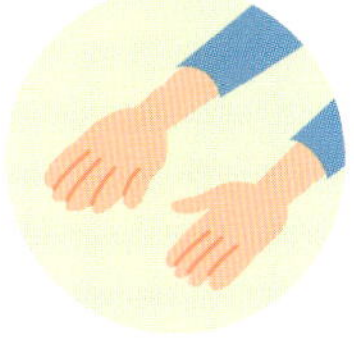

❷ 手首を回して、
手のひらを下に
向け5～10秒
キープする

生活の中でできること

関節に負担をかけない動作や姿勢

関節リウマチの患者さんが、普段の生活のなかでも関節を保護するために工夫をしていくことができます。

関節を守るためにも関節への負担を増やさないことが大切です。しかし、身体を動かさないというのも、関節が固まり、周囲の筋肉が落ちる原因となるのでよくありません。

そこで、普段の何気なくとっている姿勢や動作のクセなどを見直すことが重要です。より関節に負荷がかからない姿勢や動作に変えていくのです。

例えば、机の前に座ってパソコン作業をするとき、首が前傾していたり、ひじをついたり足を組んだりしていると、関節に余計な負荷がかかっています。実は、背筋を伸ばした〝よい姿勢〟で作業をするのが、一番身体への負担となりにくいのです。

よい姿勢で作業するため、視線がパソコン画面に向かって水平になり、足が床に自然に置かれるよう、パソコン画面の位置と椅子の高さを調節します。

また、作業中同じ姿勢を長く続けないように心がけることも大切です。

気がつかないうちに関節への負担となりやすいのが、ものを持つ動作です。

例えばカップを持つときは、片手で持つより両手で持つ、荷物も身体の片側に負荷のかかる手持ちカバンではなく、両側でバランスよく支えられるリュックなどを選ぶとよいでしょう。

また、関節リウマチの患者さんは、痛む関節をかばうために、不自然な姿勢や無理のある動作をしていることがあります。このように日常生活のなかの姿勢や動作を一つひとつ見直していきましょう。

関節に負担をかけない動作や姿勢

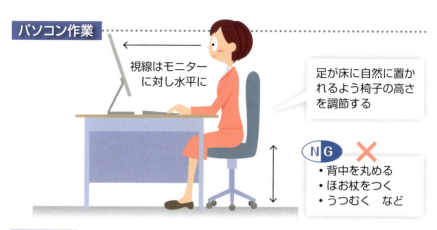

パソコン作業

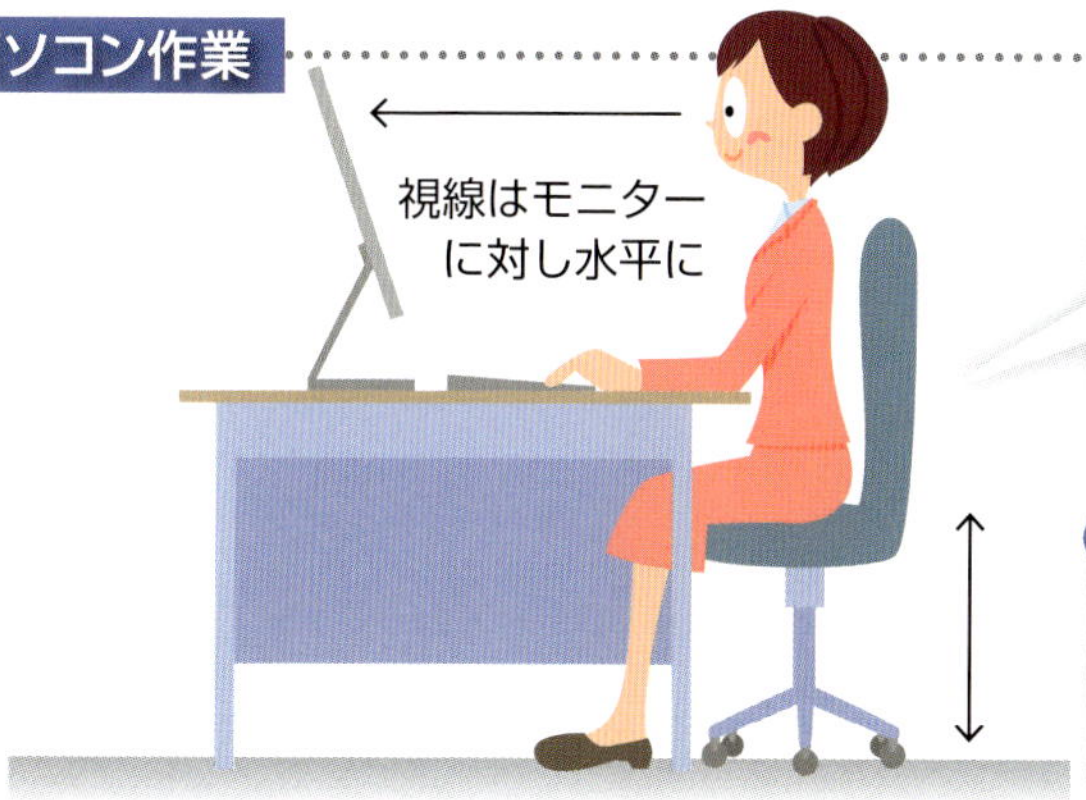
視線はモニターに対し水平に

足が床に自然に置かれるよう椅子の高さを調節する

NG ×
- 背中を丸める
- ほお杖をつく
- うつむく　など

手の作業

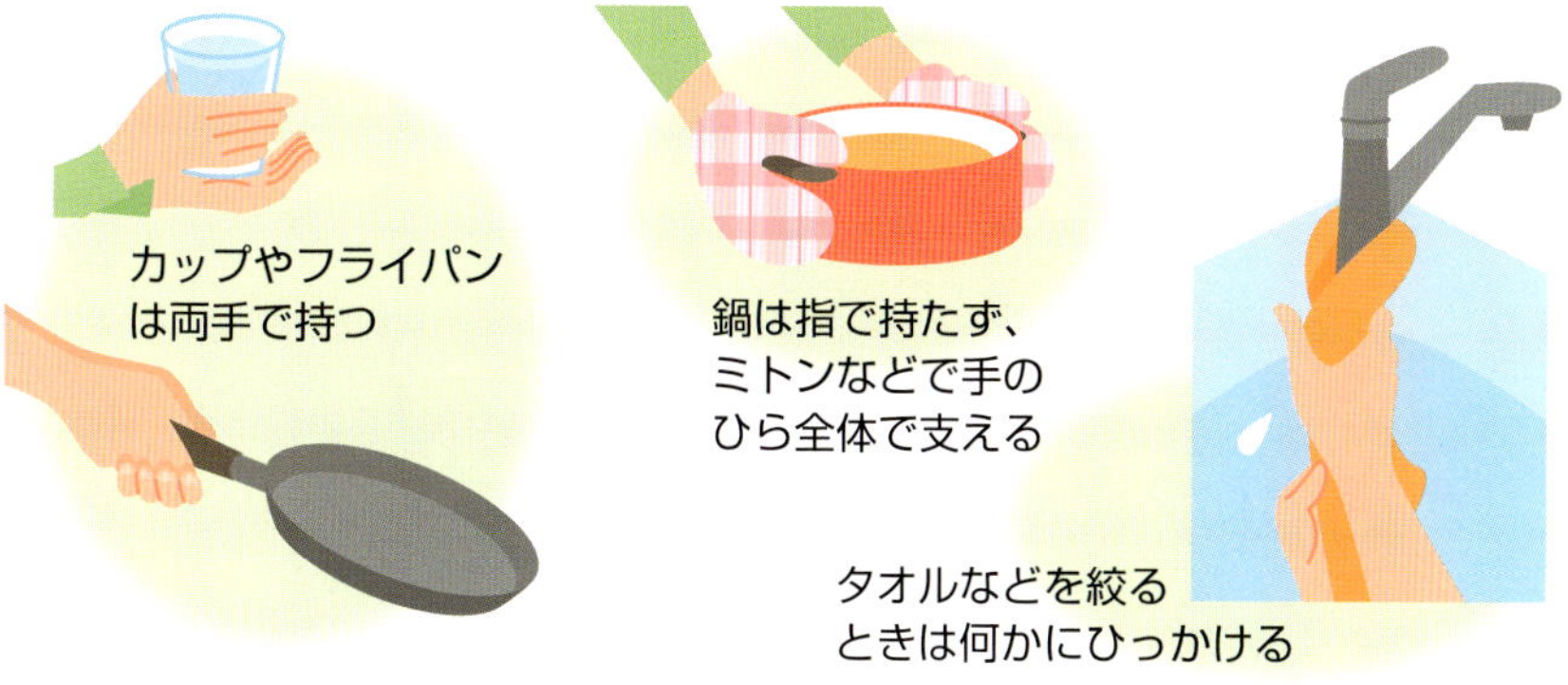
カップやフライパンは両手で持つ
鍋は指で持たず、ミトンなどで手のひら全体で支える
タオルなどを絞るときは何かにひっかける

立つ動作

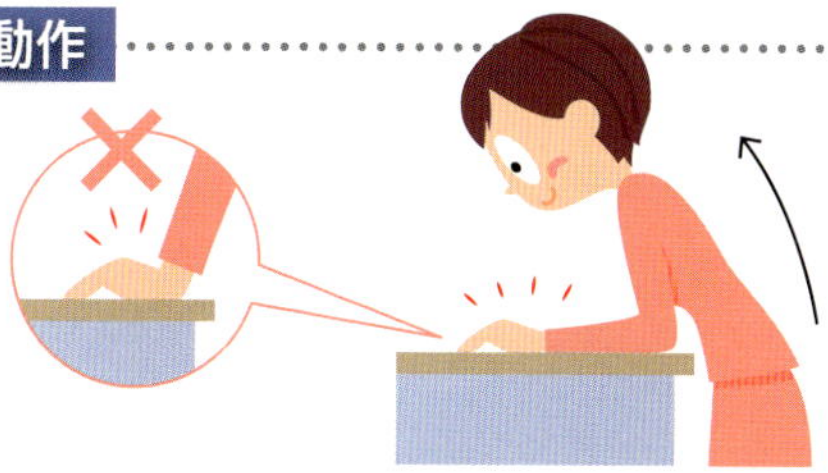

立ち上がりは「手だけ」で身体を持ち上げようとせず、前腕全体で身体を支えながら立ち上がる

そのほか…　荷物は肩にかける（できればリュックがよい）

身のまわりのことは自分の力で行う

リハビリテーションは、病院などの施設で行うだけではありません。患者さん自身で積極的にリウマチ体操などを行うことが肝心です。

日常生活のなかでのさまざまな動作も、リハビリテーションとしての価値があります。家事などをできるだけ自分で行うことで、身体を動かす機会にすることができるのです。

関節の変形が進めば身体が不自由になり、ちょっとした動作でも難しさを感じることはあるかもしれません。

掃除や片付け、炊事などの家事は、意外に運動量が大きいものです。元気なときには何でもなかったことが、負担になってくることもあるでしょう。

しかし、身体は動かさないでいると、関節が固まり、筋肉が落ちるなど、ますます動かしにくい状態になってしまいます。

少し大変だなと感じても、家事はリハビリテーションとして役立っていると考え、できるだけ自分でするようにしましょう。

ただ、すべてを健康なときと同じようにしようとするのは無理があります。便利な電化製品や自助具*もあるので、それらも上手に取り入れましょう。

例えば、料理をするとき包丁でものを刻むのでなくフードプロセッサーを使ったり、買い物が重いときはカートを使うなど、活用していきましょう。

無理をせず、楽をしすぎないコツは、生活を楽しむことにあります。

電化製品や自助具を使うのは、よりいろいろなことを自力で楽しむためと考えます。調理器具を活用することで、好みの味のものを作る楽しみが広がります。補助具やカートを使えば、より気軽に外出し、買い物も楽しめるようになるでしょう。

そう考えて、生活の幅を広げていってみましょう。

用語解説　自助具　身体の運動機能に障害がある場合に、自力で日常生活を送れるように補うための用いる道具のこと。杖やマジックハンドなどさまざまある。

身のまわりのこともリハビリテーションになる

日常生活の動作は、リハビリテーションとしての効果が期待できる。できるだけ自分で家事をしよう

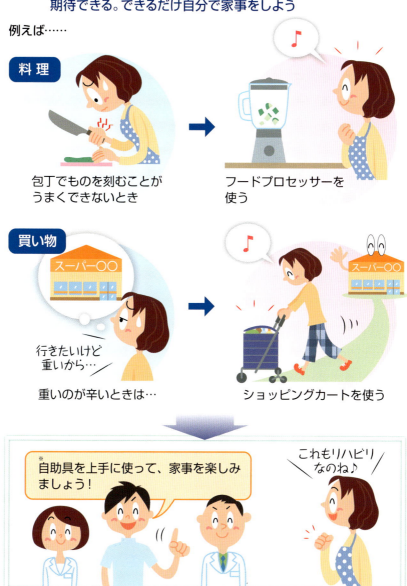

例えば……

包丁でものを刻むことがうまくできないとき

→

フードプロセッサーを使う

重いのが辛いときは…

→

ショッピングカートを使う

※自助具は日本リウマチ友の会（156 頁参照）

生活環境を整える

リウマチの症状が進行すると、少しずつ身体に不自由なところが出てきますが、住居などの生活環境を整えることで、自力で生活を送りやすくできます。

まず、改造するとよいのは、住居内の段差です。敷居やトイレ、浴室などちょっとした段差がある場合は、スロープをつけるなどして解消します。

次に大切なのは、トイレです。立ち上がりを補助できるよう手すりをつけ、和式ならば洋式に改造します。和式トイレにかぶせるだけで洋式に変えられる「簡易取り付け型洋式トイレ」もあります。足元に滑り止めマットを敷くのも有効です。

浴室も、できれば手すりを設置し、段差を解消します。手軽な方法としては、滑り止めマットを敷いたり、シャワー用の椅子を置いたり、浴槽内に小さな椅子を置くと、入浴の動作が楽になります。

台所にも椅子を置き、調理などは座って行います。蛇口をレバーハンドルに変えたり、ガス栓のひねり器具などの便利グッズも使えば、毎回の動作が楽になります。自動食器洗い機やフードプロセッサーなども上手に取り入れましょう。

普段よく使う食器は、できるだけ手の届く範囲の棚にしまいましょう。鍋やフライパンを軽めのものに変えることも役立ちます。

寝室・居間では、できるだけベッドや椅子を使う洋式の生活に切り替えましょう。和式の生活は、立ち上がったり座るときに、負担がかかりがちです。

そのほか、ドアノブを丸いタイプからレバーハンドル式に変える、玄関に小さな椅子を置く、道路から玄関までの段差をスロープにするなども有効です。

またエアコンは、しっかりと温度調節をして、室内でも身体を冷やさないようにしましょう。見逃しがちですが、冷えは関節リウマチを悪化させます。

なお、「障害者総合支援法」により住宅改修など補助が受けられるものがあります（154頁参照）。

生活環境を工夫して整える

身体に不自由なところが出てきても、工夫次第で自力で過ごしやすい環境にすることができる

生活スタイル

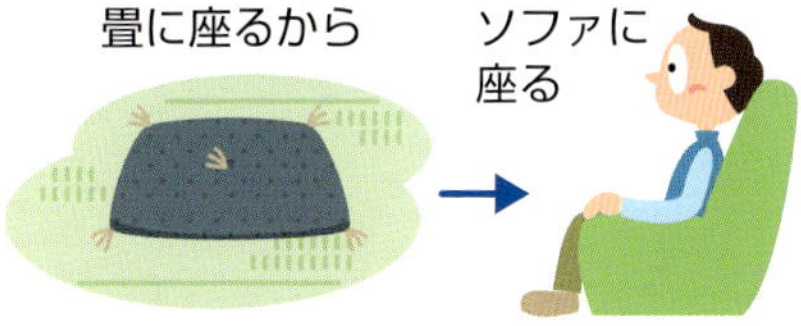

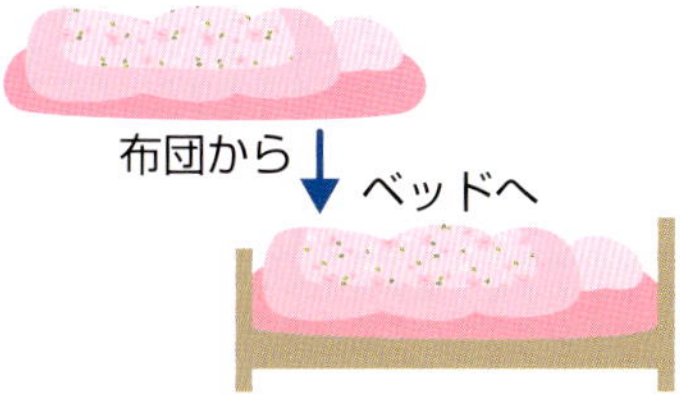

段差の解消

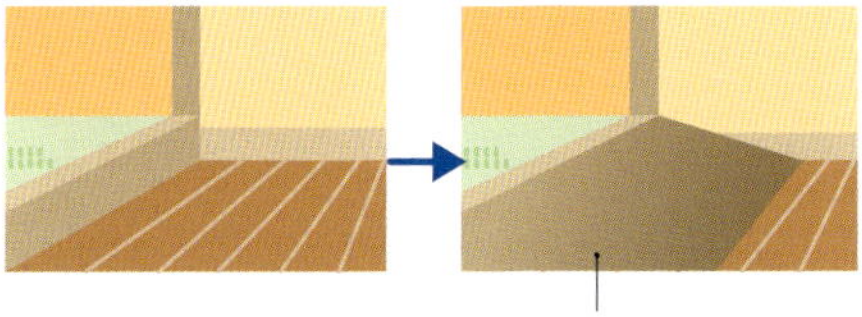

トイレを洋式に

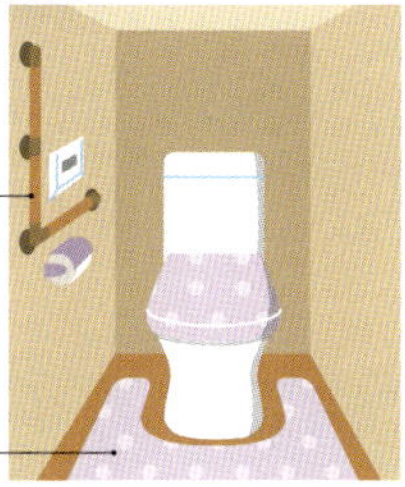

台所の工夫

蛇口をレバーハンドルに
よく使う食器は手の届く棚に置く
椅子を置く（調理などは座って）
鍋やフライパンは軽めのものにする

浴室の工夫

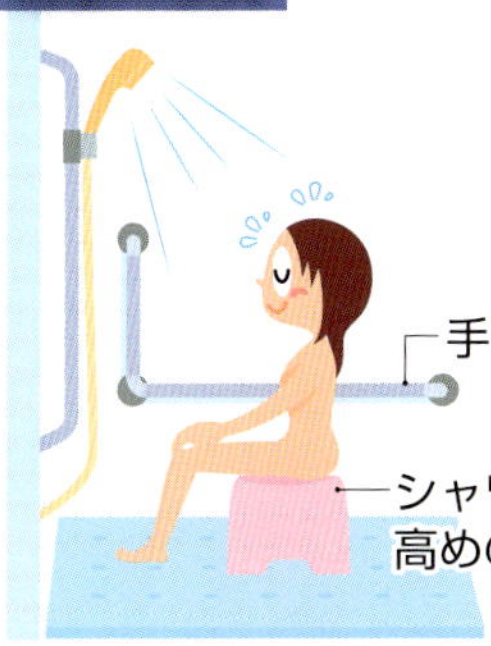
手すりの設置
シャワー用の高めの椅子を置く

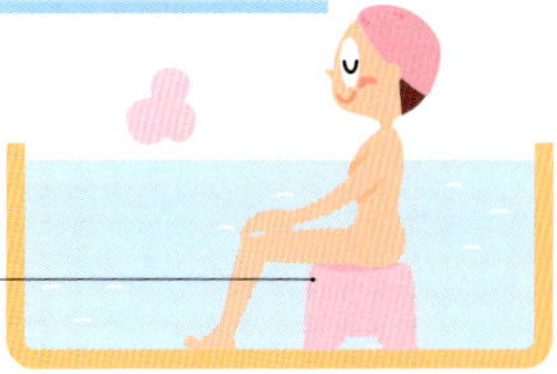
浴槽内に椅子を置く

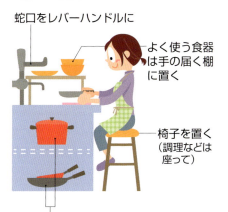

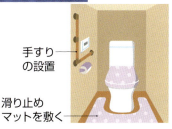

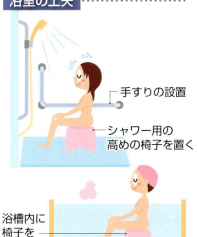

リハビリ用の装具を利用する

動作中の関節を保護する

関節の痛みを和らげたり、変形した関節の機能を補うため、サポーターや装具を使うことができます。関節リウマチで炎症があるときには、なるべく関節の負担とならないようにすることが大切ですが、日々の生活に全く使わないわけにもいきません。

装具には、サポーターやスプリント、頸椎カラーがあり、急性期や変形のある場合に役立てます。

サポーターやスプリントは、手首、ひじ、膝などの関節を固定し、動きをサポートします。スワンネック変形（33頁参照）などの手指にも使います。

頸椎カラーは、第一頸椎、第二頸椎を固定し、首を支えるための装具です。頸椎がつぶれたり、ずれて神経を圧迫することで起きる痛みやしびれを防ぐことができます。頸椎に変化が出た人のみが必要となります。

また、足の状態によっては、靴の中敷や足底板を使うのも有効です。歩くときに足裏を支えて、無駄な力をかけなくても済むように助けます。

装具は、関節に変形の出た場合に使われます。基本的にオーダーメイドで、リハビリテーション科などで医師が処方し、作業療法士や義肢装具士などの専門家と相談してつくります。

装具は関節を守ったり動きをサポートする非常に便利な道具です。しかし、使い方によっては関節周囲の筋肉が落ちてしまうこともあります。使用法・装着時間など、必ず専門家に相談して使いましょう。

なお、医療用装具には健康保険を使うことができます。また、身体障害者手帳があれば自己負担なくつくることも可能なので、必要ならば病院で相談しましょう（154頁参照）。

関節を保護・サポートする装具

関節を動かすときの痛みを和らげたり、
関節の変形を矯正《きょうせい》するため使う

サポーター

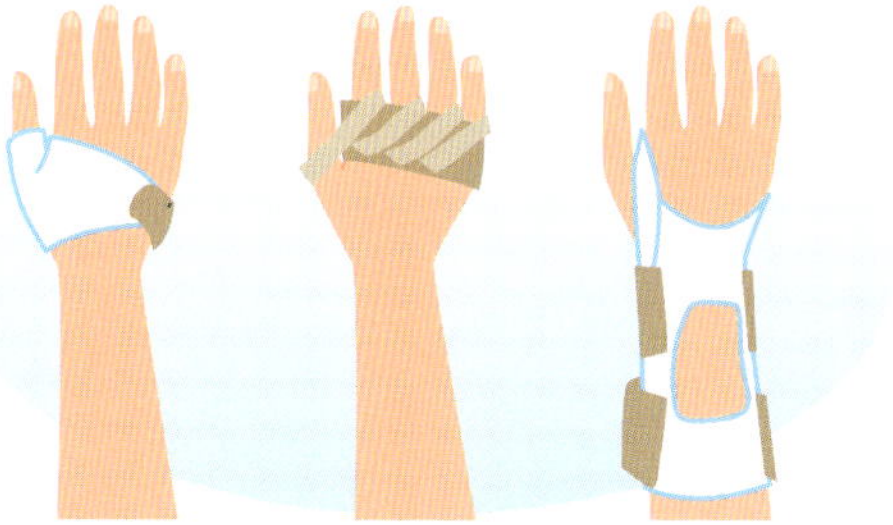

手首、ひじ、膝などの関節を固定し、動きをサポートする

スプリント

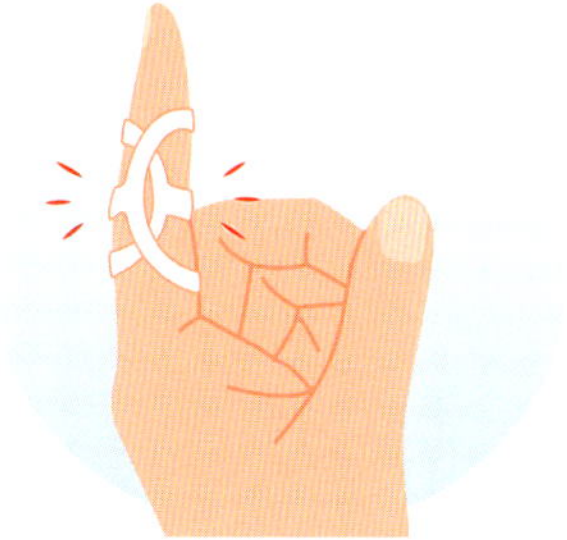

プラスチックなど固い素材で、手指、手首、ひじ、膝などの関節を支え、サポートする

頸椎カラー

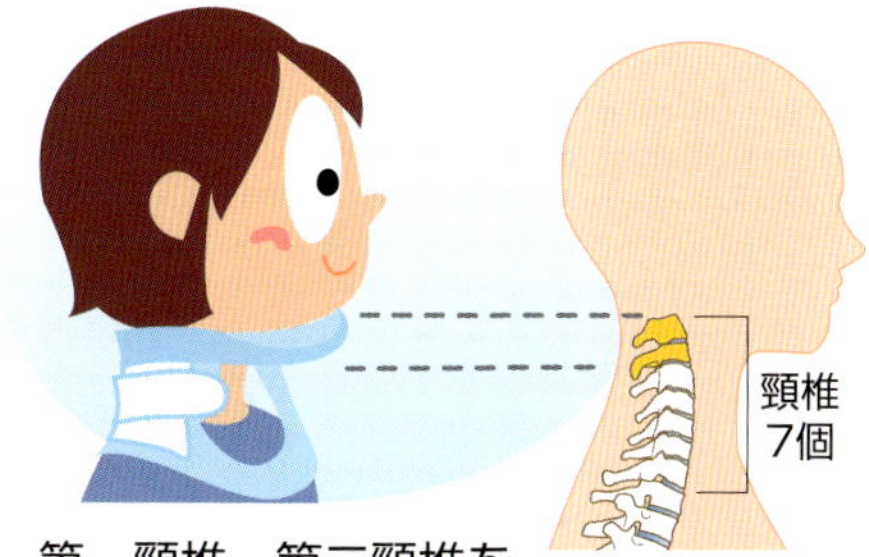

第一頸椎、第二頸椎を固定し首を支える

そのほか…

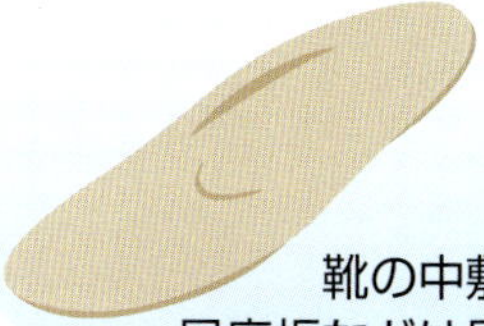

靴の中敷や足底板などは足裏を支えて、歩行をサポートする

装具は基本的にはオーダーメイド。患者さん一人ひとりの身体の状態に合わせてつくられています

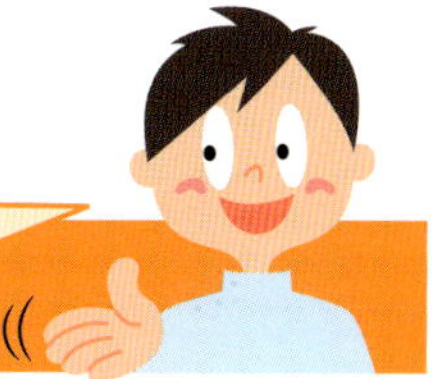

患部を温めるか、冷やすかの判断

温湿布と冷湿布の使い分け

理学療法に「温熱療法」と「冷却療法」がありますが、患者さん自身が家庭で気軽に行えるのが、温湿布と冷湿布です。

温湿布は、患部を温めることにより血流をよくし、痛みなどの症状を軽くするものです。冷湿布は、逆に患部を冷やすことで症状をやわらげます。

どちらも効果は高いのですが、患部、つまり関節の状態によって使い分けます。

関節にひどい腫れや痛みがなく、比較的炎症が落ち着いているときには、温めるのが効果的です。

関節に急激な腫れや痛みがあり、炎症を起こしているときは、冷やします。温めてしまうと、炎症を加速させる恐れがあるためです。

また、関節まわりのこわばりがひどいときは、患部を湿らせることで、こわばりがゆるんできます。

温めるには、医療機関での赤外線装置や電磁パルス器を使ったものもありますが、温湿布以外にも家庭で行えるものもあります。

電子レンジなどで特殊な袋を温め、患部に当てる「ホットパック」や、ロウの一種パラフィンを溶かして患部をつける「パラフィン浴」のほか、お湯に患部を漬ける簡単な方法でもよく効きます。

温めることで、関節の可動域が広くなり、その後に運動療法などがやりやすくなります。

冷やす場合は、冷湿布やパップ剤で十分でしょう。

温湿布や冷湿布は、つらさを感じたときに患者さん自身が行えるのがよいところです。しかし、痛みが強まってきたり、持続する場合などは、主治医に相談することが大切です。

家庭でもできる痛みや腫れの対処

温めるとき

患部を温めることにより血流をよくし、痛みなどの症状を軽くするもの。炎症のない関節に使える。こわばりにも効果的。

運動療法の前に行うのもお薦め

やり方 40～42℃程度のお湯に、10分間ほど患部をつける

柔らかい湯たんぽやカイロなどで温めてもよい

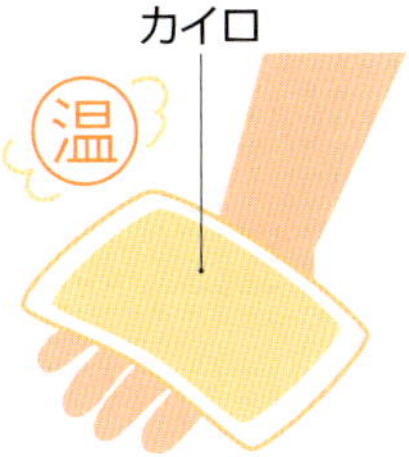

冷やすとき

患部を冷やすことで症状をやわらげる。関節に腫れや痛みがあるときは冷やす

やり方

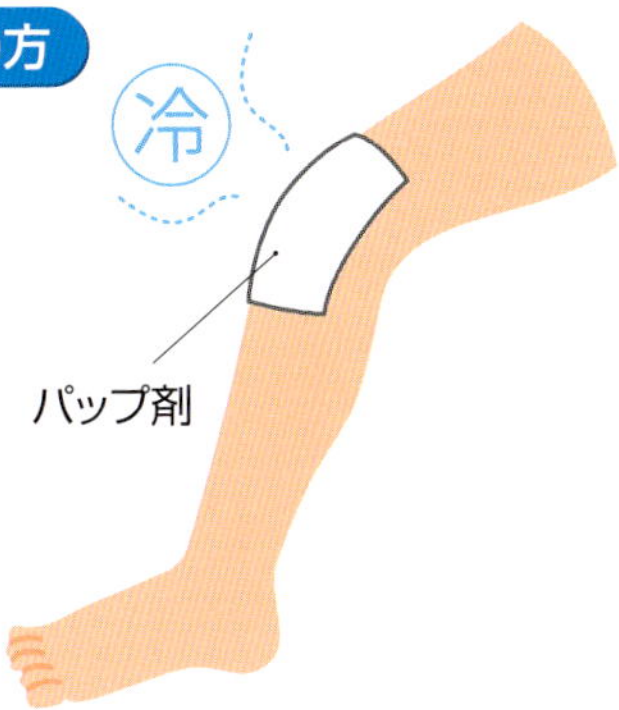

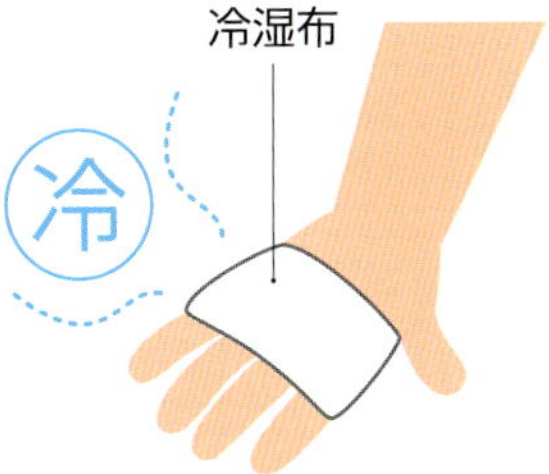

column

健康食品やサプリメントに対する考え方

関節リウマチの治療は、長期にわたります。患者さんは常に体調や病気の予防に気をつけなくてはなりません。

健康維持のために健康食品やサプリメントを使いたい、と考える人もいます。しかし、利用する前に考えたいことがあります。

まず、健康食品やサプリメントは医薬品ではなく、病気を治す効果、防ぐ効果はありません。また、関節リウマチの治療では、通常、食事制限はなく、バランスのよい食事をしていれば栄養摂取に心配はありません。

成分にも注意が必要です。健康食品やサプリメントで特定の成分を摂ることで、薬の効果が弱くなったり、身体に悪影響が出ることがあるのです。例えば葉酸を食事以外にサプリメントなどからも摂ると、メトトレキサートの効果を下げてしまいます。

これらのことをふまえ、健康食品やサプリンメントを使いたい場合は、必ず主治医に相談しましょう。

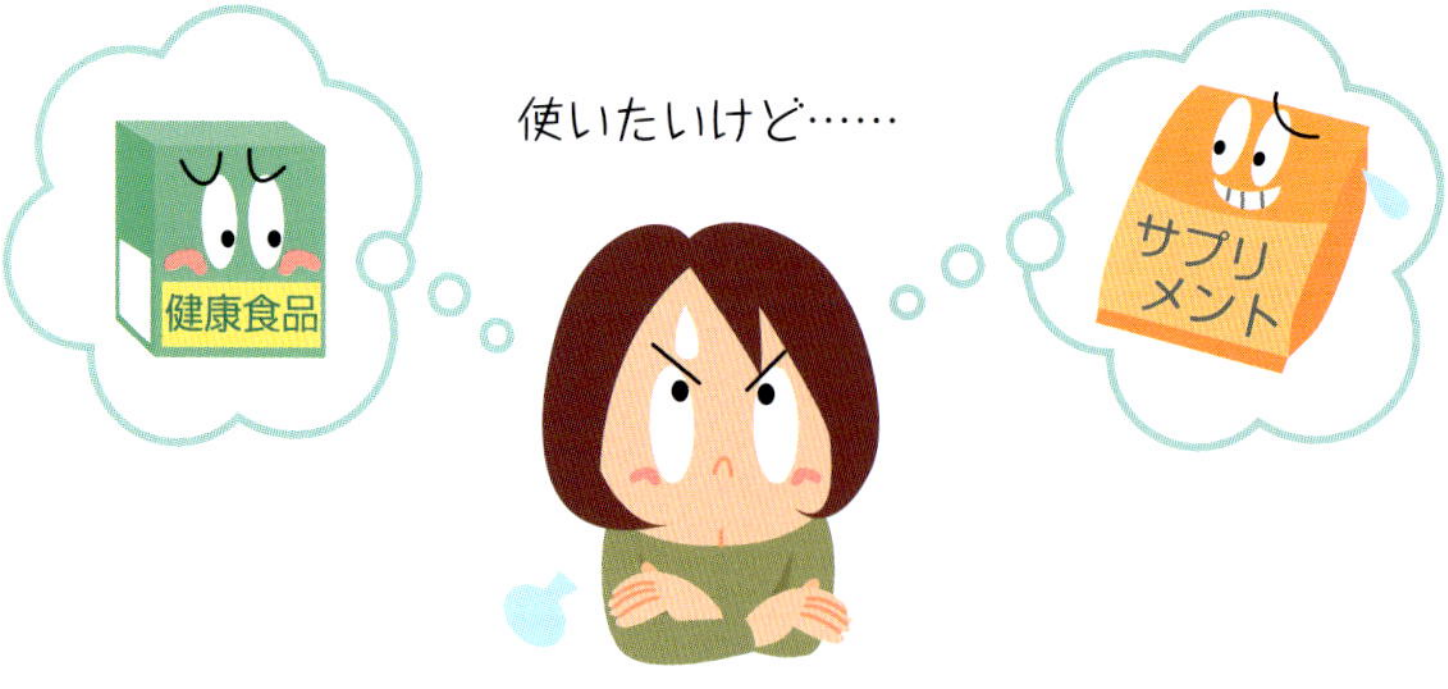

使用は必ず主治医に相談を!!

第５章

関節リウマチの日常管理と付き合い方

関節リウマチの患者さんは、病気と長く付き合うことが必要となります。そのためここでは、合併症などを起こさないための日常管理や病気との付き合い方、負担を軽くする公的支援などについて説明します。

病気と長期的に付き合う気持ちで

心がける3つのポイント

〝不治の病〟であった関節リウマチは、薬物療法の進歩によって多くの患者さんで寛解することができるようになりました。しかし、注意は必要です。

まず、関節の機能をできる限り保つことです。関節の機能は、健康な人でも年を重ねるとともに、不具合が出てきたり、少しずつ衰えるものです。

しかし、衰え方は人によって異なり、よく身体を動かす人は、比較的機能が保たれやすいのです。

関節リウマチの患者さんがリハビリテーションを行うことは、加齢による衰えを予防する効果もあります。動ける身体を保つということは、活動量の減少を抑え、全身の健康を保つためにも役立ちます。

次に、感染症に注意することです。

薬物療法で使う、ステロイド、抗リウマチ薬や生物学的製剤は、免疫機能を抑える作用があります。そのため、かぜや流行する病気に気をつけなければなりません。健康な人なら軽症で済む程度の感染症でも、免疫機能を抑えている患者さんには、命取りとなるおそれもあるのです。インフルエンザのシーズンの前にワクチンを打つのも有効です。65歳以上の患者さんには、肺炎球菌ワクチン*も推奨されます。関節リウマチが寛解した場合でも同じです。

次に、生活習慣病を防ぐことです。

関節リウマチは、直接命に関わる病気ではありませんが、合併症を起こしたときに深刻な事態になるケースが多いのです。合併症があると、関節リウマチの治療が十分に行えなくなるケースもあります。

特に糖尿病や脳・心臓疾患などの生活習慣病は、生活習慣を改善することで予防効果があるものなので、特に意識して気をつけましょう。

用語解説 肺炎球菌ワクチン　肺炎などの原因となる肺炎球菌に対するワクチン。免疫力が低下すると感染しやすくなるため、65歳以上で予防接種が勧められている。

長期的に心がけたい３つのポイント

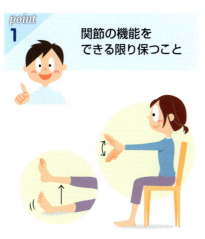

point 1 関節の機能をできる限り保つこと

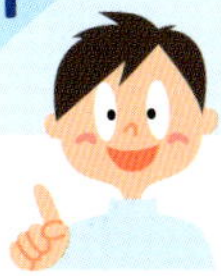

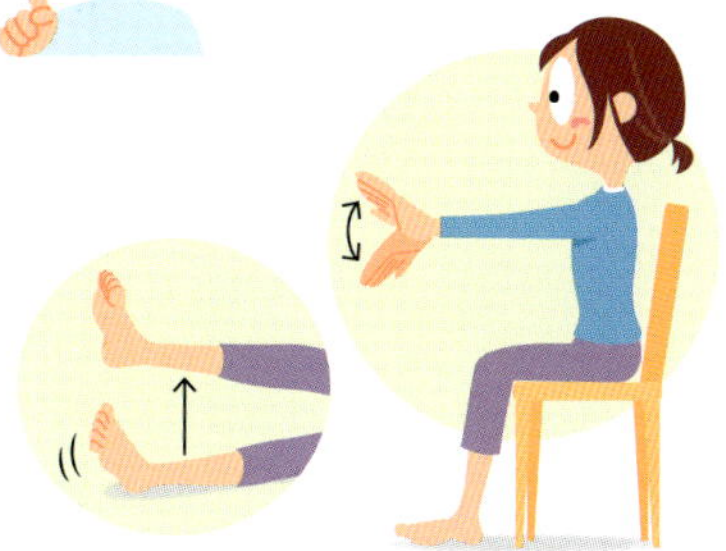

リハビリテーションを行うことで動ける身体を保つ

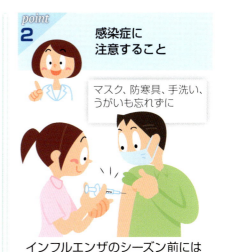

point 2 感染症に注意すること

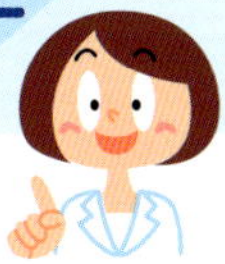

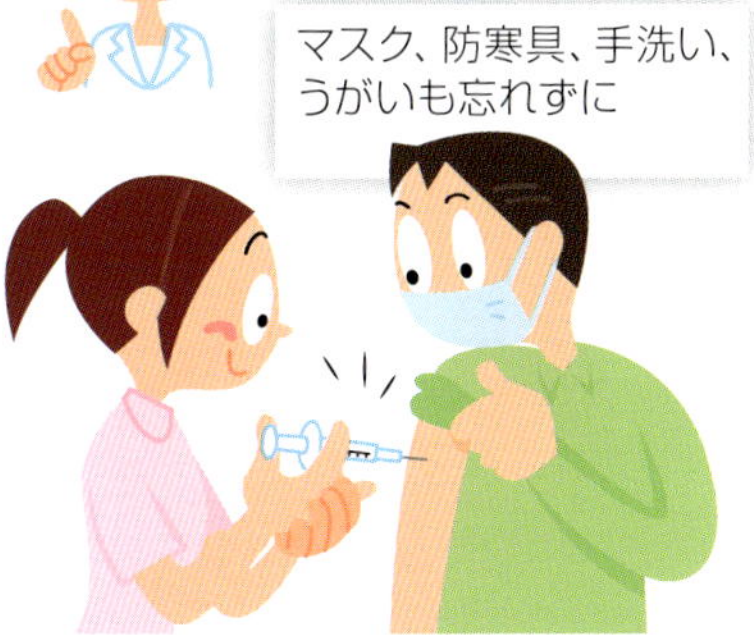
マスク、防寒具、手洗い、
うがいも忘れずに

インフルエンザのシーズン前にはワクチンを打つ。65歳以上の患者さんは肺炎球菌ワクチンも!!

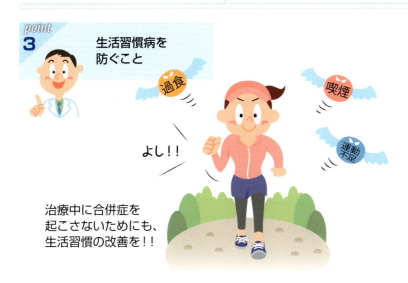

point 3 生活習慣病を防ぐこと

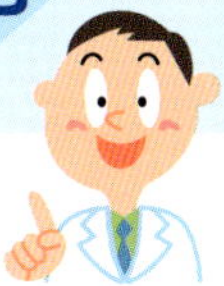

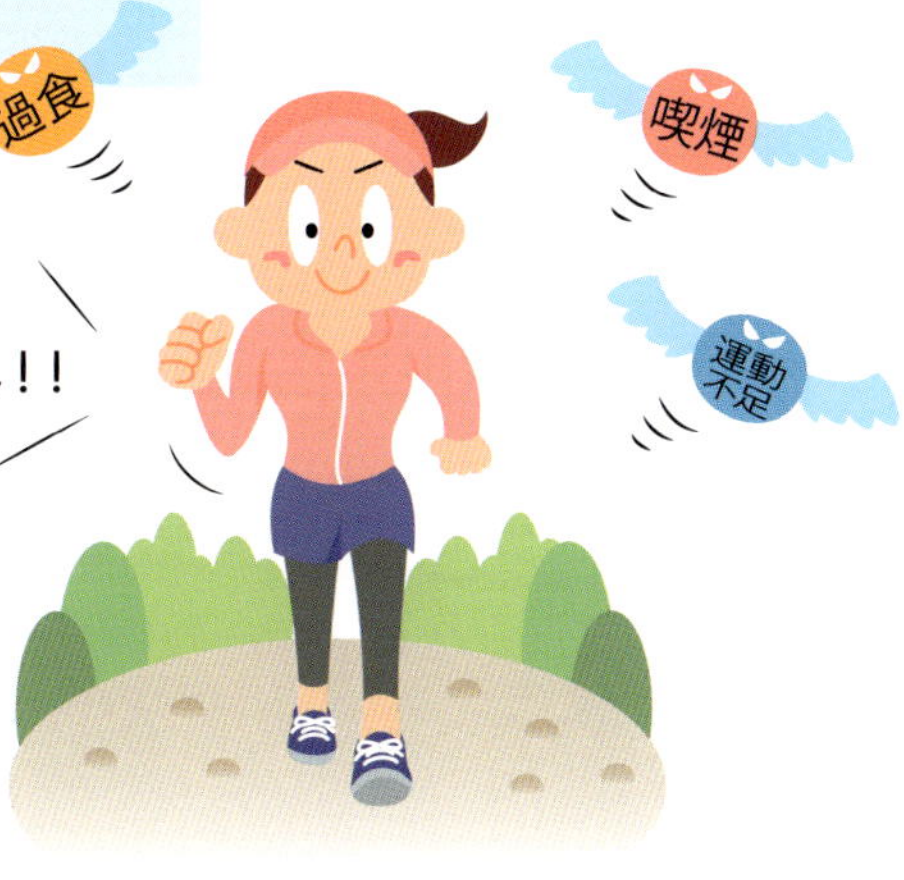
過食
喫煙
運動不足
よし!!

治療中に合併症を
起こさないためにも、
生活習慣の改善を!!

定期的な通院を

関節リウマチでは、病気と長期的に付き合う気持ちをもつことが大切です。

関節リウマチは、かぜや骨折のように、ある程度の時間をかければ治るという病気ではありません。

薬物療法により症状がコントロールできるようになっても、基本的に薬を使い続けなければなりません。「良くなったから」と自己判断で薬を止めてしまうと、症状がぶり返したり、気がつかないうちに関節の破壊が進んでしまいます。

また、いったん効いた治療薬でも、効果が弱くなることもあります。そこで、薬の効きや関節の状態を確かめるために定期的な通院が必要となります。

ただ、一生その状態が変わらないわけではありません。治療内容と身体の状態を確認しながら、主治医の指導のもと、少しずつ減薬していくことはできます。

症状が改善したところで、まず補助的に使用していたステロイドや非ステロイド系抗炎症薬を減らします。寛解の状態になったら、抗リウマチ薬や生物学的製剤も量や種類を徐々に減らしていきます。

これには、年単位の長い時間がかかることもあります。しかし、寛解が長く続けば、高価な生物学的製剤を完全に止められることもあるのです。そのためにも忘れてならないのが、定期的に通院することです。

一見、状態が落ち着いているようでいて病気が進行してしまうこともあります。効いていた薬が効かなくなることもあります。なかには副作用が出てしまうこともあります。定期的に検査を受け、チェックすることで、いち早く発見し対処できます。

治療が長期にわたるため、患者さんも自分の状態と治療のゴールを見失ったり、苦しく思うこともあるかもしれません。しかし、あきらめずにじっくり取り組むことが大切です。

症状が落ち着いても通院は必要

関節リウマチでは症状の改善＝ゴールではない

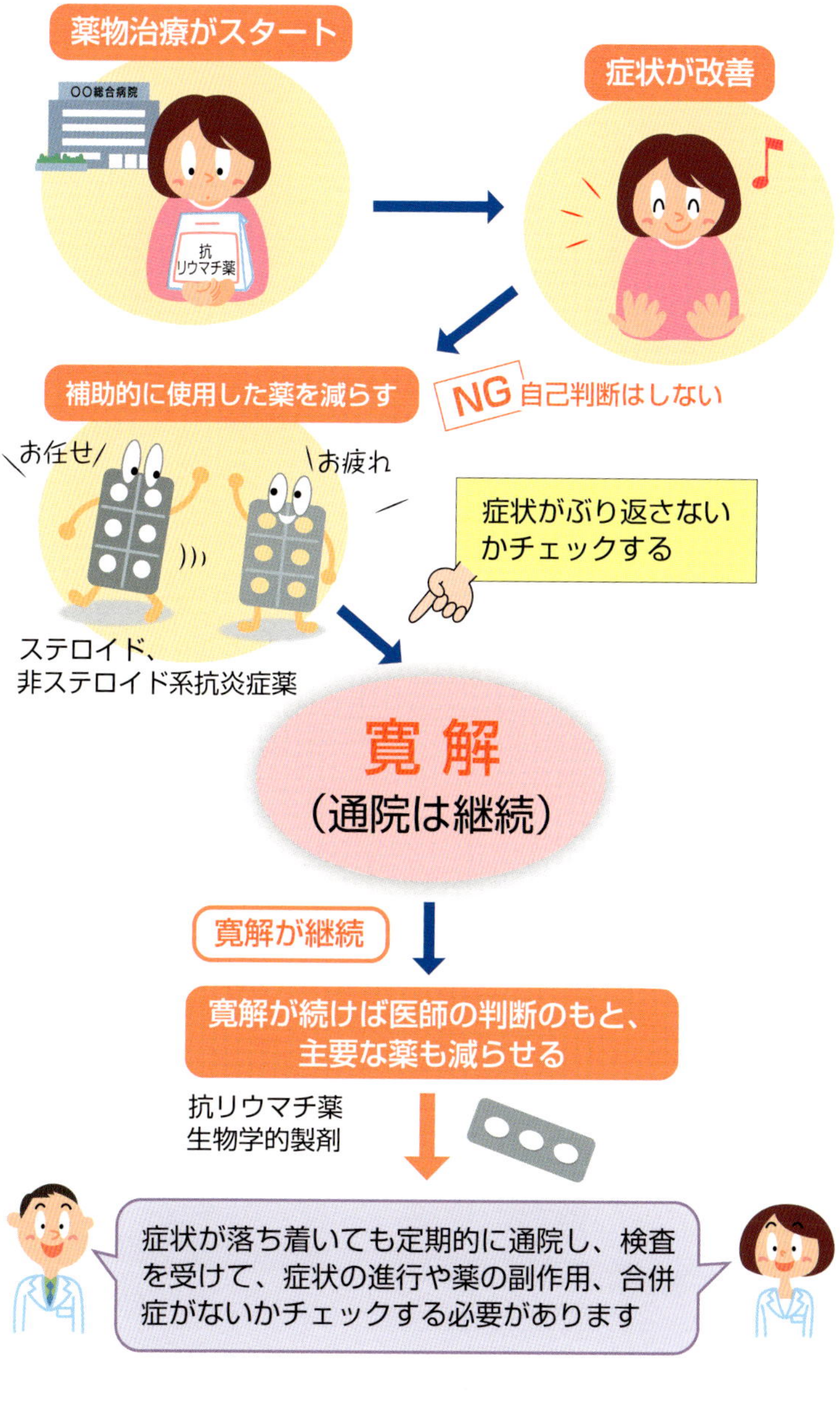

日常生活で注意したいこと

目や口の乾燥が起きるようであれば

関節リウマチの治療中に、患者さんがよく悩まされるのが、目や口の乾燥です。

関節リウマチの患者さんは、免疫の異常から乾燥症状が引き起こされるシェーグレン症候群（44頁参照）をよく合併します。また、合併していなくても加齢のために乾燥することもあります。薬の副作用で乾燥するケースもあります。

目の症状としては、目がゴロゴロするドライアイが代表的です。対策としては、人工涙液（目薬）を使って、涙を補充します。ドライアイだと目が疲れやすくなるので、パソコンなど目を使う作業のときは、ときどき休憩を入れるようにします。

乾燥がひどいときは、ドライアイ用眼鏡の使用や、涙の出口を塞ぐ外科手術もありますが、そこまでなるケースは稀です。

口の症状は、唾液が十分に分泌されないことから、口のなかのネバつきや声の枯れなどになります。喉の乾きを覚えやすかったり、クラッカーやパンなど水分の少ない食べ物が苦手になることもあります。

こまめに水分補給やうがいをして口を湿らせましょう。ガムを噛むと唾液が出やすくなります。口のネバつきは、歯磨きやうがいで軽減できます。口腔保湿スプレー、口腔保湿ジェルなども有効です。＊エアコンの送風を控えめにしたり、加湿器を使って室内の湿度を調節するなど、身のまわりの環境を整えるのも役立ちます。

また、ドライアイで目がチリなどで傷つきやすくなったり、唾液不足から虫歯になりやすくなったりするので、定期的に眼科・歯科で検診を受けるとよいでしょう。

用語解説　口腔保湿スプレー・ジェル　口の中を潤すもの。一日に数回スプレーしたり塗布して使い、口の中の乾燥、口臭、ネバつき、痛みなどを防ぐ。

目や口が乾燥するときは

関節リウマチの治療中は、免疫の異常から目や口の乾燥に悩まされることが多くあります

目が乾く

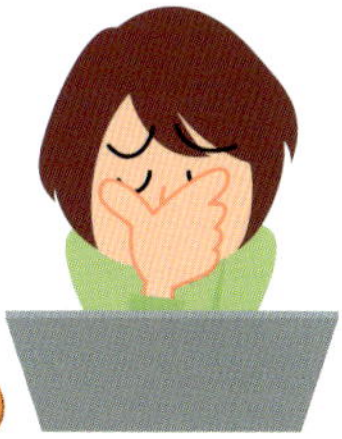

症状

- ドライアイになりやすい
- 目が疲れやすい

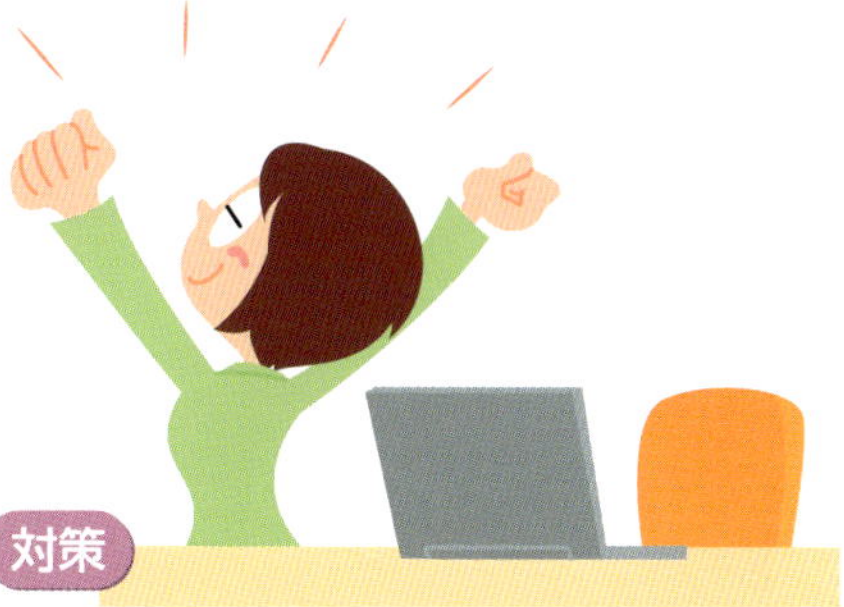

対策

- 目を使う作業では、こまめな休憩をとる
- ドライアイ用眼鏡を使う
- 人工涙液（目薬）を使う

口が乾く

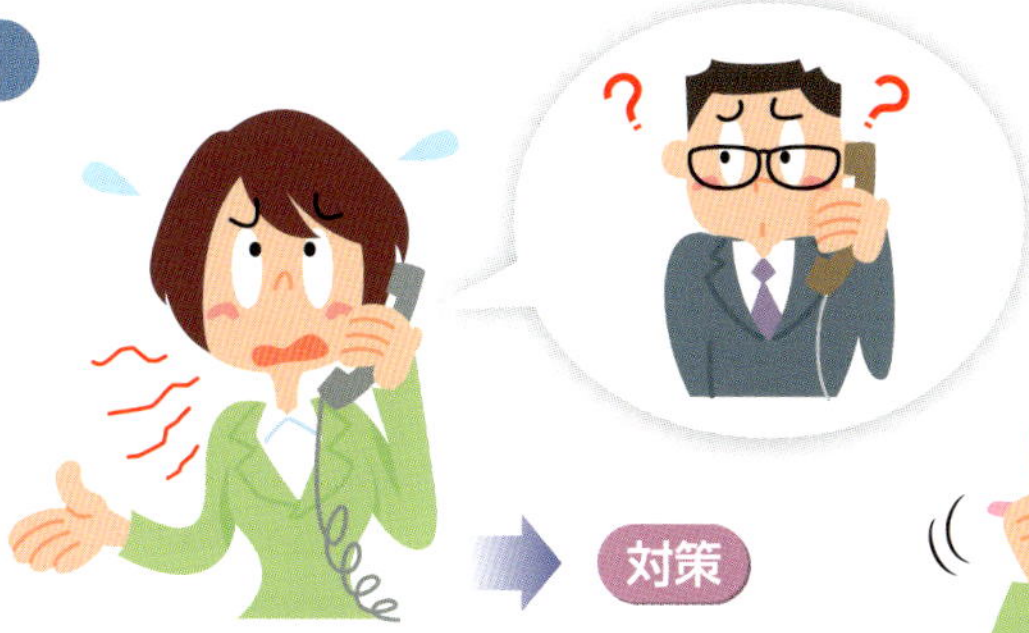

症状

- 口のネバつきや声の枯れなどになりやすい

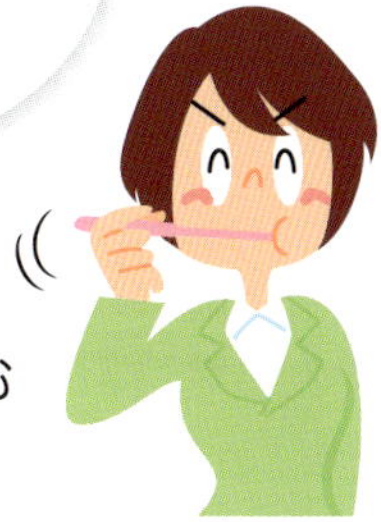

対策

- ガムを噛む
- 歯磨き
- うがい
- 口腔保湿スプレー、口腔保湿ジェル　など

運動機能を保ち、転倒を防止する

関節リウマチの患者さんは、骨の密度が低下する骨粗しょう症にかかりやすくなります。

骨は、新しい骨を作り出す骨芽細胞《こつがさいぼう》と、古くなった骨を破壊する破骨細胞《はこつさいぼう》がともに働くことで、常に新陳代謝が行われています。

ところが関節リウマチでは、炎症の刺激で破骨細胞が過剰に働いてしまい、骨密度が下がりがちになってしまいます。さらに、ステロイドの長期使用で破骨細胞が活発になります。また、運動不足から骨への刺激が少なくなり、骨成長が促されないことも骨量の低下に結びつきます。

加えて女性は閉経後、男性は65歳ぐらいから、骨密度が低下していきます。簡単に言えば骨がスカスカで脆《もろ》くなっている状態です。ちょっとした転倒などでも、骨折する危険性が高いのです。

骨粗しょう症を防ぐため、なるべく早いうちから骨を丈夫に保つ生活を心がける必要があります。日頃からよくお日様にあたることも大切です。

まず、取り組みたいのが食生活の改善です。骨の材料となるカルシウム、ビタミンD、ビタミンKが豊富な食材を取り入れましょう。食材としては、牛乳やチーズ、ヨーグルトなどの乳製品、魚、納豆などがお薦めです。

また、骨成長を促すためには、骨への刺激が必要です。ウォーキングや軽い運動などがよいでしょう。屋外で行えば、日に当たることで骨の形成に必要なビタミンDの生成が促進され、より効果的です。

運動機能を保つことは、転倒防止にもなります。骨が脆くなってしまったら、転倒を防ぐためにも、住環境を整え、身体の使い方にも注意します。

特に背骨（腰椎）の圧迫骨折は、気づかぬうちに起きることも多く、寝たきりの原因となることもあります。骨粗しょう症の進行によっては、予防のための薬物療法を行う必要も出てきます。

関節リウマチの患者さんは、骨折しやすい

免疫異常により炎症が増悪

↓

加齢やステロイドの長期使用で、破骨細胞が活発に！！

↓

骨がスカスカになる「骨粗しょう症」になりやすい

↓

骨折しやすい

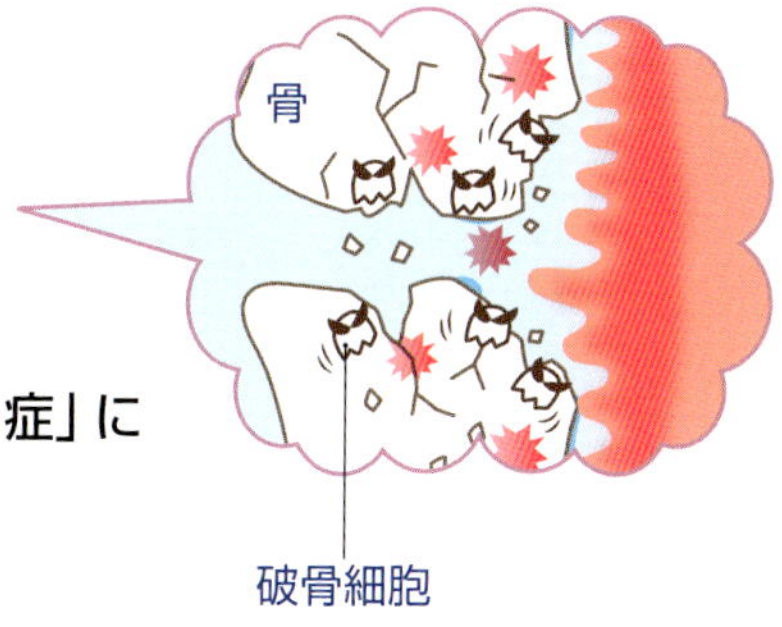
骨
破骨細胞

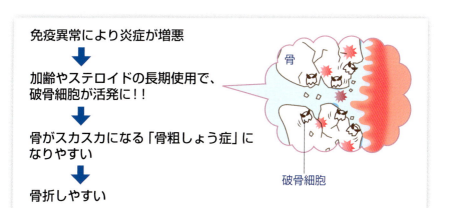

骨をいたわる生活

対策 1. 骨を保つ

- 食生活
- 適度な運動
- お日様にあたる

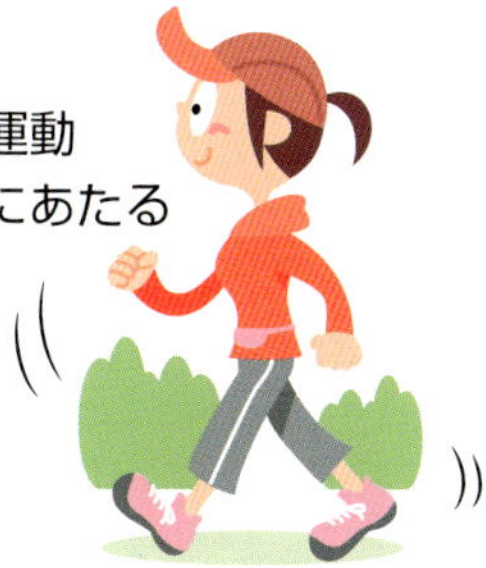

対策 2. 住環境を整える（つまづき防止）

- 床に物を置かない
- 小さな段差をなくす

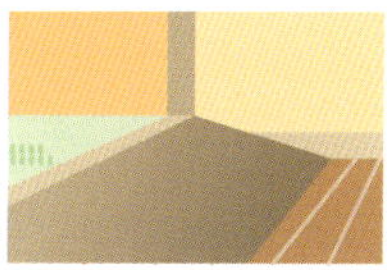

対策 3. 身体の使い方を工夫する

- 歩行時は両手を空ける
- 身体を動かし、筋力を保つ
- 乱暴に動かない

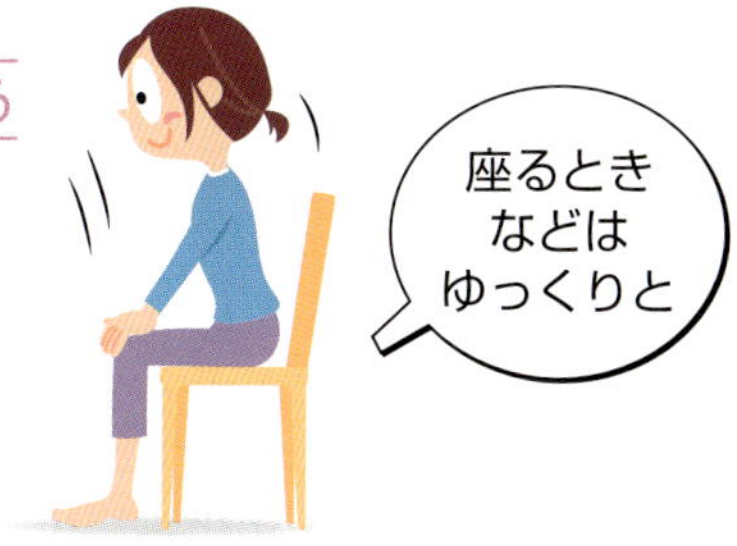
座るとき
などは
ゆっくりと

きです。

咳が続くようであれば、医師に相談を

関節リウマチで怖いのは、肺の病気を合併したときです。

関節リウマチ自体は命を脅かす病気ではないのですが、肺の病気にかかったときに命を落とすことが少なくありません。関節リウマチの患者さんの死亡原因の一位は、肺炎などの感染症によるものです。

なぜ、関節リウマチの患者さんは重篤な肺の病気になりやすいのでしょうか。

関節リウマチの患者さんの身体のなかで起きている免疫の異常は、肺にも影響しています。このため、間質性肺炎（肺線維症）、気管支拡張症、慢性気管支炎などを起こしやすいのです。

また、免疫機能が低下していることによる影響もあります。健康な人では軽いかぜ程度で終わるほとんど症状の出ないようなウイルスや細菌でも、免疫機能が低下していると、感染しやすく重篤になりやすいのです。

ほかに、加齢による誤嚥や、治療に使っている薬の副作用から問題が起きることもあります。

肺のトラブルを起こさないためには、いくつかのポイントがあります。

まず、前述したようにインフルエンザワクチンを毎シーズン受けること。65歳以上の人は、肺炎球菌ワクチンも受けておきましょう。

口腔内を清潔に保つことも大切です。こまめにうがいや歯磨きをします。入れ歯を使っている場合は、きちんと洗浄します。

また、喫煙者は必ず禁煙し、非喫煙者も煙に注意しましょう。

咳が続いたり、痰が出たり、息苦しさを感じるときは、すみやかに病院を受診します。

また、自覚症状がなくても、ときどき画像検査などで肺の状態を確認しましょう。

肺の病気の予防や治療も重要に

関節リウマチでは、肺の病気を合併することで、重症化したり、命にかかわることが少なくない

関節リウマチが肺の病気を招きやすくする理由は……

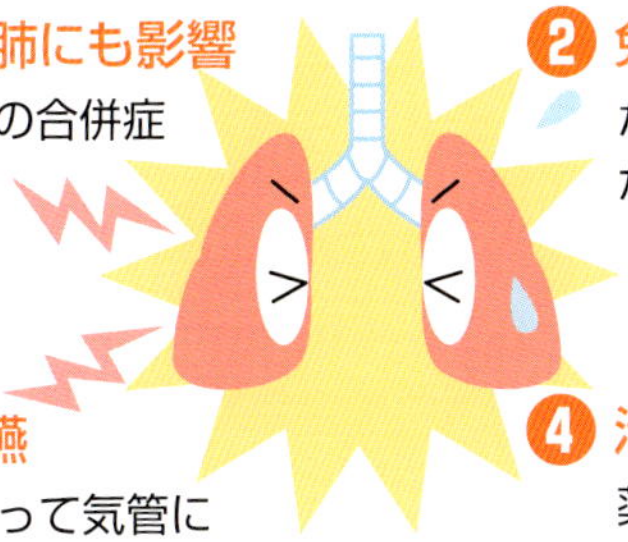

❶ 免疫の異常が肺にも影響
間質性肺炎などの合併症を起こしやすい

❷ 免疫力の低下
かぜや気管支への細菌感染が重症化しやすい

❸ 加齢による誤嚥
食べ物などが誤って気管に入ってしまう

❹ 治療薬の影響
薬の副作用で肺に障害が起きることもある

肺の病気の予防のポイント

ワクチンを打つ

インフルエンザのシーズンの前に。65歳以上の患者さんは、肺炎球菌ワクチンも

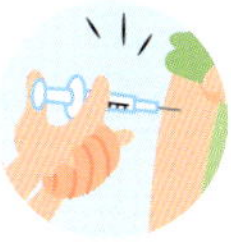

口内を清潔に

うがい、歯磨き、入れ歯の洗浄をこまめに

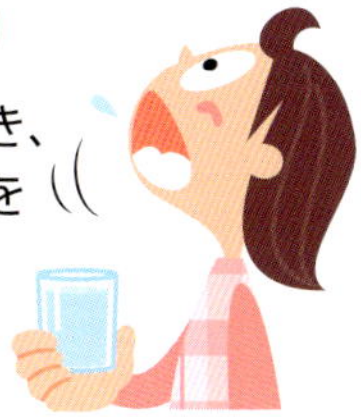

咳が続くときは病院へ

咳や痰、息苦しさなど、何か異変があるときは、早めに病院を受診すること

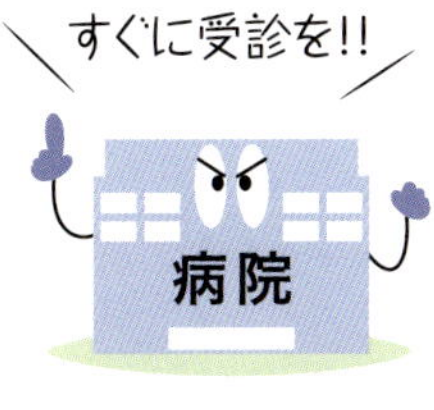

特に、高齢者は肺炎になると、深刻な事態を招くことが多いので、用心しましょう

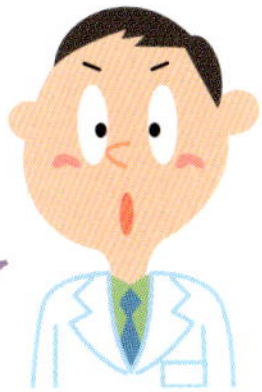

健康的な生活を心がけよう

よく睡眠をとって、ストレスを溜めない

前述してきたとおり関節リウマチの患者さんは、病気による免疫の異常や、抗リウマチ薬や生物学的製剤による免疫機能の抑制で、本来の免疫の働きが損なわれがちです。そこで免疫の働きを落とし過ぎずに身体を守るため、健康的な生活を心がける必要があります。

まず、気をつけたいのは、よく眠ること。関節リウマチだけでなく感染症予防や合併症を招かないためにも、質のよい睡眠を取り、疲労を回復させ体調を維持していきたいものです。

よい睡眠をとるコツは、早起きして昼間に十分に活動し、夜も早めに就寝することです。人の身体には、いわゆる〝体内時計*〟が備わっています。体温や各種のホルモン分泌は、一日のなかでも時間帯によって異なります。体内時計が乱れ、睡眠の質が下がるとこれらが乱れ、肥満や糖尿病、認知機能などへ悪影響があります。体内時計のズレを調整するのに役立つのが、早朝に太陽の光を浴びることです。

ストレスを溜めないことも大切です。薬の管理や関節の症状への不安もあり、ストレスをつのらせる患者さんも少なくありません。意識して、趣味やリラックスできる時間をつくり、ストレスを解消していきましょう。

なおストレス解消目的でも、喫煙は厳禁です。たばこには、ニコチンをはじめ、タールや一酸化炭素など、多くの有害物質が含まれています。

喫煙は関節リウマチの発症リスクを上げ、治療効果も下げてしまい、寛解の達成率も低くなります。ほかにも肺の病気や脳・心疾患などの合併症のリスクも高くなるので、絶対にたばこは止めましょう。

用語解説

体内時計　生物の身体のなかに備わっていて、さまざまな生命の活動のリズムを司どる時間を整える仕組み。体内時計がズレると、身体にさまざまな不調を引き起こす。

健康的な生活を心がける

治療によって落ちている免疫力を、これ以上低下させないためにも、健康的な生活を心がけよう

健康的な生活のために気をつける3つのポイント

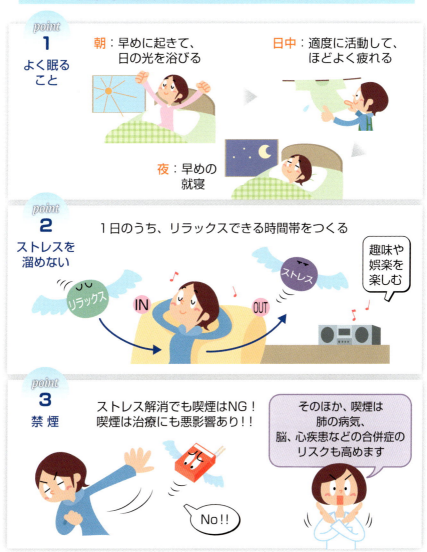

point 1
よく眠ること

朝：早めに起きて、日の光を浴びる

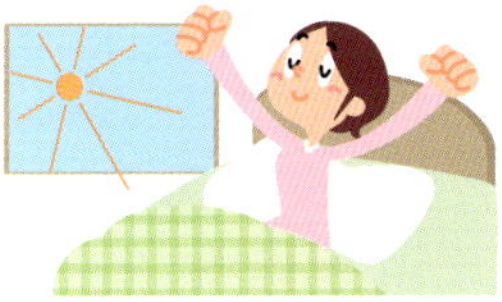

日中：適度に活動して、ほどよく疲れる

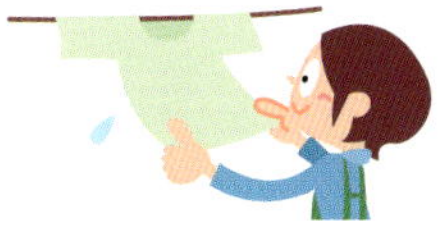

夜：早めの就寝

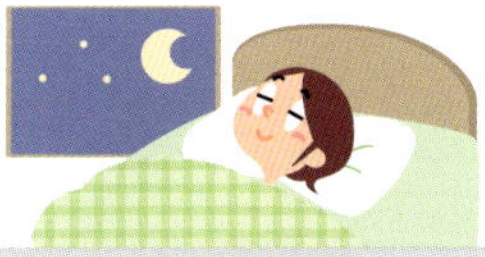

point 2
ストレスを溜めない

1日のうち、リラックスできる時間帯をつくる

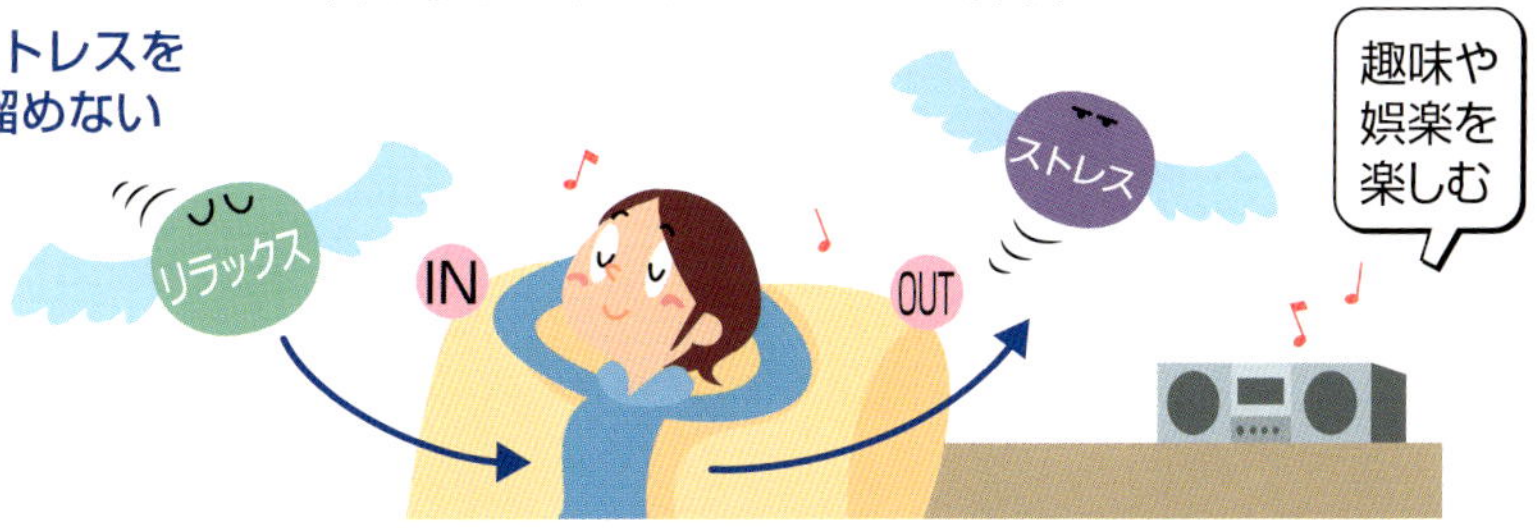
リラックス
IN
OUT
ストレス
趣味や娯楽を楽しむ

point 3
禁 煙

ストレス解消でも喫煙はNG！
喫煙は治療にも悪影響あり！！

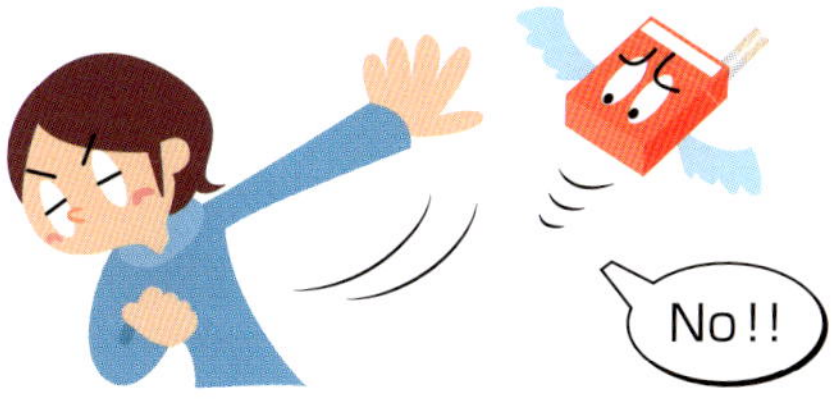
No!!

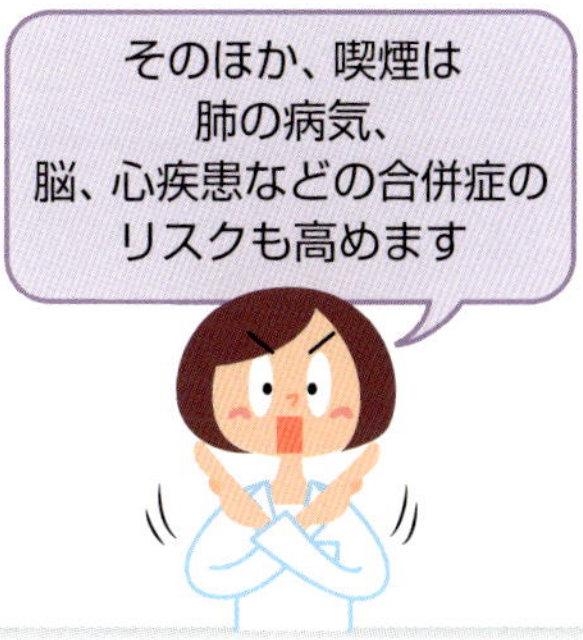
そのほか、喫煙は
肺の病気、
脳、心疾患などの合併症の
リスクも高めます

しっかりと食べて、定期的な運動をする

健やかに過ごすためには、しっかり食べて、身体を動かすことが大切です。

私たちの身体は、食べたものからできています。関節リウマチには、特別な食事制限がないので、さまざまな食品をバランスよく摂りましょう。

一つ気をつけたいのは、食事の質と量です。関節リウマチの患者さんは、体重をコントロールする必要があります。

太り過ぎて体重が重くなれば、それだけ関節にかかる負担も大きくなるからです。

また、肥満から糖尿病や脳・心疾患などの生活習慣病を招いてしまうのも問題です。

逆に、やせ過ぎもよくありません。やせ過ぎると身体の抵抗力が落ち、感染症にかかりやすくなってしまうからです。常に新陳代謝を行っている骨にとってもよくありません。

食事はバランスよく適量を摂ることを心がけ、体重もこまめにチェックして、コントロールしていきましょう。

また、身体をあまり動かさない活動量の低い生活を送っていると、気持ちが落ち込みがちになるものです。

関節リウマチの症状が落ち着いているときは、散歩や体操など、積極的に身体を動かすことを心がけましょう。

適度な運動には、3つの意味があります。

1つめは、関節のため。可動域と筋肉量を保つことで、関節の機能を失わないということです。

2つめは、体力を落とさないため。身体を使わなければ、さまざまな機能が低下してしまいます。

3つめは、骨を丈夫にするためです。歩行などによる骨への刺激は、骨を丈夫にします。また、屋外に出かけ太陽の光を浴びることで、体内で骨の生成に必要なビタミンDがつくられるのに役立ちます。

治療中に心がけたい生活習慣

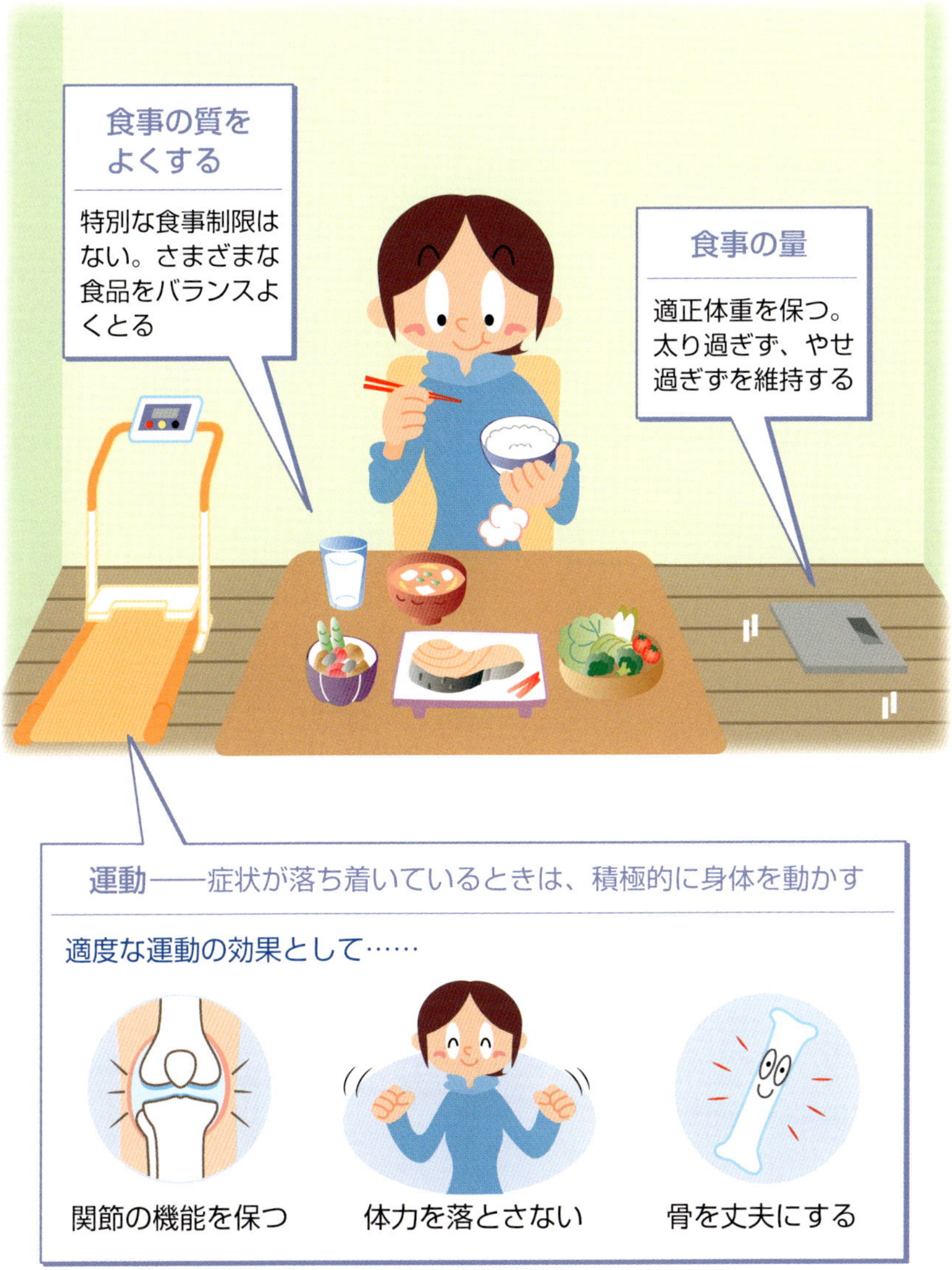
食事の質をよくする
特別な食事制限はない。さまざまな食品をバランスよくとる
食事の量
適正体重を保つ。太り過ぎず、やせ過ぎずを維持する
運動――症状が落ち着いているときは、積極的に身体を動かす
適度な運動の効果として……
関節の機能を保つ
体力を落とさない
骨を丈夫にする

自己負担を軽減する医療・福祉制度

医療費控除と高額療養費制度

関節リウマチの治療は長期にわたるため、治療費の負担も軽くはありません。特に、生物学的製剤を使う場合などは高額となってきます。

負担を減らすために、いくつかの公的制度が使えます。医療費に関わるのが、「医療費控除」と「高額療養費制度」です。

医療費控除は、1年間の医療費が一定額を超えた場合に、収めた税金の一部が戻ってくる制度です。

医療費控除を使うためには、確定申告が必要です。医療費として認められるのは、病院での治療費や入院費、薬代、治療に必要な医療器具の費用、リハビリテーションの費用、通院にかかる交通費など。

申請には、健康保険組合から送られてくる「医療費のお知らせ」や領収書を添付する必要があります。

注意が必要なのは、支払った医療費のうち生命保険や医療保険などの保険金が支給された分は除かれることです（年間10万円を超えた場合）。

高額療養費制度は、1カ月にかかった医療費の自己負担が限度額を超えた場合に、超えた分が後から払い戻される制度です。自己負担限度額は、所得や年齢によって異なります。同一世帯で複数の人が、同じ月に医療機関にかかった場合は、合算して超えた分の払い戻しを受けることができます。

また、医療費が高額になることが事前にわかっている場合は、手続きをすれば「限度額適用認定証」を提示することで、負担分のみを病院で払うこともできます。払い戻しには、申請から2～3カ月ほどかかり、その間は立て替えておかなければなりませんが、便利な制度なので活用しましょう。有効期限が公的社会保険によって異なるので注意が必要です。

さまざまな制度を活用する①

医療費控除

1年間の医療費が一定額を超えた場合に、収めた税金の一部が戻ってくる

- 手続き：確定申告
- 窓　口：居住地の税務署

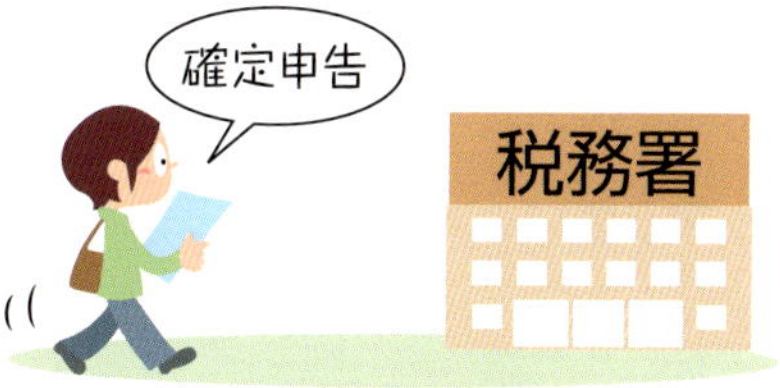

（医療費の自己負担分 − 保険などで補填される分）−（10万円または所得の5％）＝ 医療費控除額

医療費として認められるもの：
病院での治療費や入院費、薬代、治療に必要な医療器具の費用、リハビリテーションの費用、通院に必要な※交通費など
※タクシー代は病状からみて急を要する場合や、電車、バス等の利用ができない場合のみ

高額療養費制度

1カ月（1日から月末まで）にかかった医療費の自己負担が限度額を超えた場合に、超えた分が後から払い戻される

- 手続き：高額療養費の支給申請
- 窓　口：加入している健康保険組合、全国健康保険協会、共済組合、国民健康保険組合、市区町村の国民健康保険担当窓口

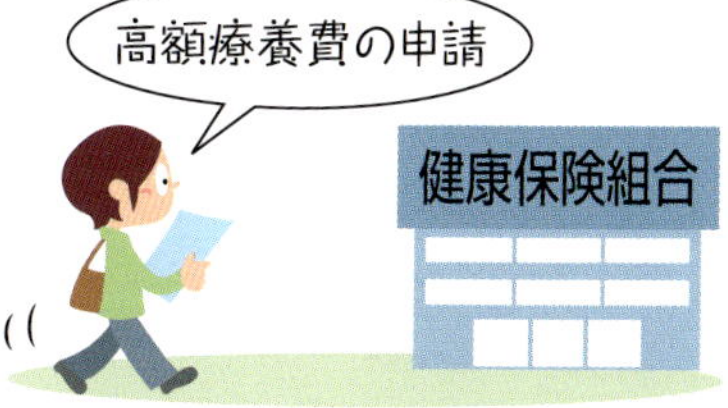

※処方せんによる薬は、処方せんを交付した医療機関の費用と合算できる
※1つの医療機関でも、医科入院、医科外来、歯科入院、歯科外来は分けて計算
※保険適用ではない医療費や食事療養費の自己負担額、差額ベッド代等は対象外

身体障害者福祉制度と介護保険制度

病気の進行に従って身体の自由がきかなくなった場合、行政の福祉制度を使って、さまざまな支援を受けることができます。身体の障害が重ければ、「身体障害者福祉法」により、「身体障害者」の認定と「身体障害者手帳」の交付が受けられます。

身体障害者手帳を持っていると、障害の程度に応じて、所得税の減免や公共交通の運賃割引、ホームヘルパーの派遣、携帯電話料金の割引など、さまざまな支援を受けることができます。

申請は、市区町村の窓口で行います。申請に必要な書類を入手し、都道府県指定の医療機関で医師（指定医）を受診して、診断書・意見書を作成してもらいます。それらを申請書とともに、市区町村の窓口に提出します。また、「障害者総合支援法」により、障害者手帳がなくても受けられる福祉サービスがあるので、確認が必要です。

「介護保険制度」を利用すれば、訪問介護や訪問看護、訪問リハビリテーションなどのサービスを受けることができます。

介護保険制度は、通常65歳以上（第1号被保険者）を対象としていますが、関節リウマチは介護保険法の「特定疾患」に当たるため、要介護認定を受ければ、40歳以上（第2号被保険者）で利用することができます。

利用するにあたっては、市区町村の窓口に申請書を提出します。その後、訪問調査員による調査を受け、主治医の意見書を提出して介護認定を受けます。

利用できるサービスは、要介護度*により異なりますが、ベッドや車椅子の貸与、歩行便座やシャワーチェアの購入費や住宅改修費の補助などです。

なお、どのような公的制度を利用できるのかわからないときは、病院の「医療相談室」や医療ソーシャルワーカー、地域の「地域包括支援センター」で相談してみましょう。

用語解説　要介護度　介護認定で、心身の状態から介護サービスの必要性の程度を判断して決定されるもの。軽い方から要支援1・2、要介護1～5の区分がある。

さまざまな制度を活用する②

身体障害者福祉制度

「身体障害者手帳」で各種支援が受けられる

・窓　口：市区町村

申請書入手 ＋ 指定医療機関で診断書・意見書作成

↓

窓口に提出

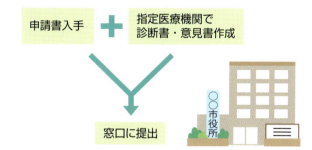

介護保険制度

要介護度により各種支援が受けられる

・窓　口：市区町村

申請書を提出 → 訪問調査員による調査 → 主治医の意見書を提出

↓

介護認定（「要介護度」が決まる）

・多くの公的支援は、自ら申請・手続きする必要がある
・治療費の負担が重かったり、生活で困りごとがある
・自分がどんな公的制度を使えるかわからない

↓

通っている病院の「医療相談室」や医療ソーシャルワーカーに相談する。ないときは、地域の「地域包括支援センター」を利用するとよい

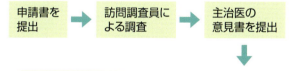

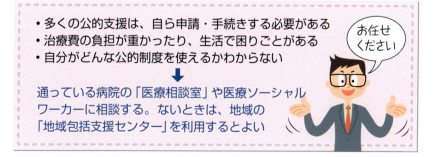

関節リウマチを克服して楽しい生活を

楽しみを見つけて明るい毎日に

関節リウマチは、決して軽く考えてよい病気ではありません。しかしきちんと治療に取り組み、小さな工夫を重ねることで、より快適に楽しく暮らしていくのも不可能ではありません。積極的に治療に取り組むことが、克服につながるのです。

ただ、関節リウマチでは、治療中であってもときに痛みが出てしまうこともあります。生活のなかで不自由なことが出たり、少しずつ身体に制限が生まれ、将来に不安を感じることもあるかもしれません。

病気と闘うときの支えとなるのは、家族や親しい友人です。一人で病を抱えこまず、相談したり、上手に助けてもらいましょう。趣味・娯楽・旅行などの気分転換もよいでしょう。

また、病気についての不安や苛立ちを感じてしまうのは、患者さんにとって当たり前のことだと理解することも大切です。

「日本リウマチ友の会」*などの、関節リウマチの患者団体に参加するのも、一つの方法です。

患者団体のよいところは、さまざまな情報にアクセスしやすくなることです。機関紙やインターネット上のコミュニティを通して、治療や医療器具などについての情報のほか、他の患者さんが何に悩み、どう乗り越えてきたのかなど、当事者の話を知ることができます。

また、製薬会社による一般向けのインターネットサイトからも確かな情報が得られます。田辺三菱製薬㈱が運営する「リウマチ21・ｉｎｆｏ」、ファイザー㈱が運営する「リウマチｅ－ネット」、中外製薬㈱の「おしえてリウマチ」などがあります。

用語解説

公益社団法人 日本リウマチ友の会　関節リウマチの患者さんとボランティアの方が中心となって1960年に設立された組織。現在会員数約1万3000人、全国に47支部がある。
http://www.nrat.or.jp

参考文献

- 最新版 膠原病 リウマチがわかる本（法研）
  【著】宮坂信之
- スーパー図解 関節リウマチ（法研）
  【監修】林泰史
- 健康ライブラリーイラスト版 関節リウマチのことがよくわかる本（講談社）
  【監修】山中寿
- ぜんぶわかる人体解剖図（成美堂出版）
  【著】坂井達雄ほか

【さ行】

【た行】

【な行】

索引

■監修
宮坂信之（みやさか のぶゆき）
東京医科歯科大学 名誉教授。
1947年生まれ。1973年東京医科歯科大学医学部卒業後、第一内科入局。米国カリフォルニア大学サンフランシスコ校医学部研究員、テキサス大学医学部サンアントニオ校内科研究部門助教授、東京女子医科大学リウマチ痛風センター助教授、東京医科歯科大学難治疾患研究所教授、同大学第一内科教授、膠原病・リウマチ内科教授、医学部附属病院長、日本リウマチ学会理事長などを歴任。現在は同大学名誉教授、医薬品医療機器総合機構専門委員、日本医療研究開発機構プログラムオフィサーほか。

ウルトラ図解 **関節リウマチ**

平成31年3月20日 第1刷発行
令和 6年4月10日 第3刷発行

監修者 宮坂信之
発行者 東島俊一
発行所 株式会社 **法研**
〒104-8104 東京都中央区銀座1-10-1
販売 03(3562)7671 ／編集 03(3562)7674
http://www.sociohealth.co.jp

印刷・製本 研友社印刷株式会社

0103

SOCIO HEALTH
小社は㈱法研を核に「SOCIO HEALTH GROUP」を構成し、相互のネットワークにより、〝社会保障及び健康に関する情報の社会的価値創造〟を事業領域としています。その一環としての小社の出版事業にご注目ください。

ISBN978-4-86513-446-9 C0377 定価はカバーに表示してあります。